BOLS LÉNITIFS.

Ce remède se trouve chez M. BLAYN, Pharmacien, rüe du Marché St.-Honoré, n° 7, à Paris.

IMPRIMERIE DE E. POCHARD,
RUE DU POT-DE-FER-ST.-SULPICE, N° 14.

LE PLUS DOUX

ET LE PLUS SALUTAIRE

DES PURGATIFS,

OU

OBSERVATIONS ET RÉFLEXIONS

SUR LES MERVEILLEUX EFFETS

DES BOLS DITS LÉNITIFS;

Par L. P. CHARRIER,

DOCTEUR EN MÉDECINE DE LA FACULTÉ DE PARIS.

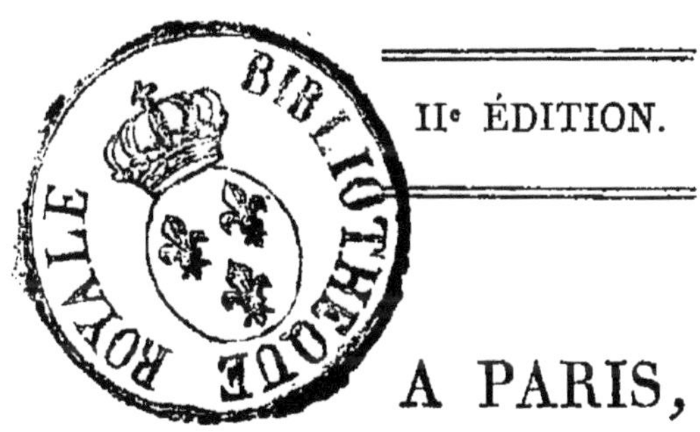

IIᵉ ÉDITION.

A PARIS,

Chez
{ L'Auteur, rue de Grenelle-St.-Germain, n° 39;
{ Mongie l'aîné, Boulevard Poissonniere, n° 18;
{ Guitel, libraire, rue J.-J. Rousseau, n° 5.

1823.

PRÉFACE.

DEPUIS le moment où j'ai commencé à suivre des cours de médecine (en 1808) soit en province, soit à Paris, et plus encore dans la pratique habituelle de ce bel art, jusqu'à ce jour, je n'ai cessé de gémir sur l'état où se trouve l'espèce humaine dont l'existence est si courte qu'elle paraît un songe : frèle et délicate, à chaque pas qu'elle fait dans ce monde, l'espèce humaine n'est-elle pas menacée par mille accidens qui traînent à leur suite une foule de maladies.

Sommes-nous atteints de douleurs, d'incommodités, de souffrances de tout genre, nous cherchons des remèdes à nos maux.

Nous savons, il est vrai, que la nature veille sans cesse au maintien ou au rétablissement de l'équilibre des fonctions de notre économie ; mais cette sentinelle bienveillante est-elle toujours assez puissante ? Le médecin est donc obligé de venir à son secours ; mais quel auxiliaire emploie-t-il ? hélas ! on le sait trop, une santé chancelante, et presque toujours des infirmités l'attestent tous les jours.

L'émétique (tartre stibié) l'émétocathartique, l'ipécacuanha, le jalap et autres poudres de ce genre ; les résines et les gommes résines de ces substances ; les médecines noires dans lesquelles entrent la manne, la casse, le sulfate de soude (sel de glauber) ; le sel d'epsom et autres ; le tamarin, le séné, les follicules de séné, etc..... voilà les remèdes que l'on emploie ! Outre que ces remèdes sont amers, salés, âcres, très désagréables à prendre, ils entraînent et laissent après eux une foule de maux et d'afflictions.

Combien de fois, n'ai-je pas été témoin, dans les hôpitaux et dans ma pratique, des accidens qui suivent l'usage de l'émétique (1), et pour mieux dire de tous ces remèdes, au point qu'il est survenu et resté aux malheureux qui en avaient pris, des gastrites ou inflammations de la membrane muqueuse de l'estomac; des phlogoses de tous les organes abdominaux ; des affections nerveuses de ces viscères et même de

____

(1) Nos ayeux avaient bien raison de dire, quand ils prenaient de l'émétique, que c'était pour la vie ou la mort. Ce remède en effet présente tant de dangers, que s'il ne moissonne pas sur-le-champ, il laisse souvent après lui, une infinité d'accidens, de maladies, qui font mourir lentement dans les angoisses terribles de la douleur.

On peut consulter M. le docteur Broussais de Paris, Son ouvrage sur les plégmasies chroniques, fourmille d'exemples à l'appui de ce que j'avance.

toute l'économie (1), accidens qui les conduisent tôt ou tard au tombeau.

Après avoir examiné les dangers sans nombre auxquels l'humanité est exposée journellement, en faisant usage de ces drogues dangereuses, j'ai pensé que ce serait lui rendre un véritable service, que de me livrer à la recherche d'un remède qui, en écartant tous les inconvéniens de ceux employés jusqu'à ce jour, réunirait seul les avantages appropriés et les vertus spécifiques ; j'y suis enfin parvenu après plusieurs années de réflexions, d'expériences et d'observations.

Ce remède porte le nom de bols lénitifs (2).

---

(1) L'épilepsie ou mal caduc, et baucoup d'autres aussi désagréables.

(2) Lénitif, qui adoucit, qui calme les douleurs, en tempérant ou expulsant l'acrimonie des humeurs.

LA MARQUISE DE LESPINAY.

Madame,

Lorsque la Faculté de Médecine de Paris, en me conférant le titre de Docteur, m'imposa l'obligation de propager les maximes d'Hippocrate, Monsieur le Marquis de Lespinay, votre époux, me permit de lui dédier le premier fruit de mes travaux, dans l'art de guérir; je le lui présentai comme un faible hommage de ma reconnaissance, pour l'intérêt, l'attachement et l'amitié qu'il m'avait toujours témoignés. Souffrez, Madame, qu'aux mêmes titres, je vous offre aujourd'hui, un opuscule sur mes Bols Lénitifs, sur l'efficacité desquels j'ai eu l'honneur de vous entretenir.

J'espère, Madame, que vous ne vous trouverez jamais dans la nécessité de faire usage de ce purgatif bien faisant; mais, si la Providence, dans son impénétrable sagesse, trompait mes vœux et mon espérance, je me trouverais alors trop heureux, Madame, d'avoir découvert un remède salutaire à la conservation de vos jours, si précieux pour les pauvres, dont vous êtes le soutien ; et chers à tous ceux qui ont le bonheur de vous connaître.

Je suis avec la plus profonde vénération,

Madame la marquise,

Votre très humble et très dévoué serviteur,

L. P. CHARRIER, D.M.P.

LE PLUS DOUX

ET LE PLUS SALUTAIRE

DES PURGATIFS,

ou

OBSERVATIONS ET RÉFLEXIONS

SUR LES MERVEILLEUX EFFETS

DES BOLS DITS LÉNITIFS.

Ces bols peuvent être appelés à juste titre le purgatif par excellence, autant pour la douceur de leur action sur le système digestif, que pour leurs effets généraux sur l'économie animale.

Outre leurs vertus purgatives, ils sont fébrifuges, diaphorétiques, donnent de l'appétit, expulsent les vers, dépurent la masse du sang et celle des humeurs ; sont salutaires contre l'anasarque, les hydropisies et l'asthme ; tempèrent les démangeaisons de la peau causées par la gale, les dartres ; et dissipent ou diminuent beaucoup les douleurs goutteuses et rhumatismales.

Ces bols sont tellement fébrifuges, que

2ᵉ Edit.   1

je pourrais citer plusieurs personnes de la commune des Herbiers et à Paris, atteintes, les unes de fièvre tierce, les autres de fièvre quarte, qui ont fait usage de mes bols; et quoiqu'en trop petite quantité pour qu'ils produisissent les effets qu'on doit en attendre comme purgatif, on a vu néanmoins la fièvre de ces personnes disparaître en peu de temps.

Je ne veux pas dire pour cela que mes bols doivent toujours être préférés au quinquina dans une pareille circonstance; mais on verra; dans le cours de cet ouvrage, que toutes les personnes qui avaient des fièvres compliquées d'embarras gastriques ou intestinaux, ont été promptement et complétement guéries en faisant usage de mes bols.

Je conseille de prendre la médecine le matin du jour de la fièvre, non pas dans la fièvre, ni au moment de son invasion, mais au moins trois ou quatre heures auparavant, autant que possible.

Ces bols sont un purgatif très commode et très doux: ils ne délabrent point l'estomac, comme les émétiques (1), les

(1) On est tellement prévenu et avec raison contre l'émétique, que bien des gens n'en prennent qu'en tremblant et d'autres n'en veulent

(3)

médecines en poudre, les vomi-purgatifs, les pilules et les grains, quels que
soient les différens noms sous lesquels
ils sont annoncés : ces Bols n'ayant rien
de répugnant, sont très faciles à prendre,
et diffèrent en cela des médecines noires
(ce qu'on appelle improprement médecines douces), qui sont amères, salées, âcres,
difficiles à avaler, et dont les mauvais
rapports se font long-temps sentir (1).

____

pas du tout. Le médecin n'ayant connu jusqu'ici
pour y suppléer, aucun remède aussi facile à
prendre et aussitôt prêt, surtout pour les habitans de la campagne, se trouve donc dans la
nécessité d'employer la ruse et de tromper son
malade pour lui faire prendre cet émétique,
soit en le lui présentant sous un autre nom,
soit en lui faisant perdre sa couleur blanche,
parce qu'on sait que c'est là sa couleur naturelle ; mais bientôt le tartre stibié ou émétique,
faisant sentir toute sa violence, ne laisse dans
l'âme de celui qui l'a pris, que craintes funestes, pendant qu'il produit son effet : craintes
autorisées par les douleurs et les fatigues que
l'on ressent de ses effets qui, la plupart du
temps, délabrent le corps, même le mieux constitué, et augmentent par là la maladie au lieu
de la diminuer.

Eprouvant, dans l'administration de l'émétique, les mêmes difficultés que mes confrères,
j'avouerai que j'ai employé les mêmes ruses
qu'eux jusqu'au jour où j'ai fait la découverte
de mes bols lénitifs.

(1) Combien de personnes qui, étant indis-

(4)

Ces bols réunissent toutes les qualités qu'on peut desirer sans avoir le désagrément et les inconvéniens des autres purgatifs. Il suffit d'en avoir fait usage, seulement une fois, pour savoir les apprécier (2).

De l'émétique.

On conviendra que mon remède est bon, qu'il peut remplacer l'émétique dans bien des circonstances, mais non pas, dira-t-on , dans les apoplexies sanguines, bilieuses, muqueuses, vermineuses, etc.

---

posées, refusent de se purger à temps et par là laissent aggraver leur état, de manière à ce que souvent elles n'offrent plus d'espoir, lorsqu'elles se soumettent à l'ordonnance du médecin; cela vient de ce qu'elles redoutent les effets pernicieux des drogues dont je viens de parler. Ces personnes sont à l'abri de ces catastrophes avec mes bols ; ils n'accumulent pas les incommodités : au contraire, ils les dissipent promptement. On peut en prendre avec sécurité, on sera bientôt débarrassé de ses souffrances ; on sera bientôt rappelé à la vie, à la santé, en les employant de bonne heure; au lieu qu'on court à la mort, en s'abandonnant aux effets destructeurs de la maladie , ou en prenant de ces drogues incendiaires.

(2) M. Audé, notaire à Réaumur, qui les a employés, l'a bien reconnu et a dit : On peut s'en servir impunément.

Il ne me sera pas difficile de répondre à cette objection. L'émétique, dans cette circonstance, n'agit sur l'estomac qu'à fortes doses, son effet est nul sur les intestins : je l'ai souvent vu (quoique la sensibilité fût en partie émoussée) déterminer l'aphlogose de l'estomac, la rupture de quelques vaisseaux capillaires ; et tout en voulant remédier à une maladie grave, on tombait dans une autre plus grave encore.

L'émétique, dans ces maladies, comme je l'ai dit plus haut, n'agit donc sur l'estomac qu'à fortes doses, et le plus souvent ce n'est pas là qu'il faudrait que son action se portât, mais bien sur les intestins.

Pourquoi perd-on si souvent ses malades dans ces affections? c'est qu'on a, et qu'on ne veut pas abandonner la manie de donner à vomir, autant pour opérer une dérivation (1), que pour évacuer: procédés pernicieux et funestes.

D'où vient que le sang, la bile, la sérosité se transportent momentanément et avec vélocité au cerveau? cela vient 1º de ce que ces fluides sont attirés à la

___

(1) La dérivation serait plus certaine, en agissant plutôt sur les intestins que sur l'estomac.

tête par une plus grande irritation que d'ordinaire; 2° qu'ils se trouvent gênés dans leur cours par la présence de matières alvines, par des humeurs qui, étant en trop grande quantité dans les intestins, compriment le foie, la rate, le pancréas, les reins, etc.... En les expulsant, le sang trouve plus d'accès dans l'abdomen et dans les extrémités inférieures; ainsi donc la circulation reprend son cours et l'équilibre se rétablit.

Dans une apoplexie vermineuse, où les vers sont passés dans l'estomac, mes bols sont encore préférables à l'émétique ; ils sont un puissant antidote contre ces animaux; outre qu'ils les suffoquent, qu'ils les expulsent de l'estomac, ils précipitent aussi au dehors ceux qui sont dans les intestins.

Dans l'apoplexie occasionnée par indigestion, mes bols conviennent mieux que l'émétique ; car qui assurera qu'il n'y a que l'estomac d'embarrassé, que les intestins sont dans un bon état? personne; cependant ce sont souvent ces derniers qui étant pleins de matières impures, gênent le travail de l'estomac. Ainsi en agissant sur eux, en les nettoyant, l'estomac est plus à son aise et alors il reprend ses fonctions.

1re *Observation.*

Je me contenterai de rapporter une observation à l'appui de ce que j'avance; mon propre père en fait le sujet:

Il était d'un tempérament sanguin, gros et gras, vif, de la taille de 5 pieds 3 pouces. Au mois de novembre, 1818, à l'âge de 70 ans, il fut frappé d'une apoplexie sanguine. J'étais à trois lieues de lui, quand on m'apporta cette triste nouvelle; arrivé à ses côtés, je fis appeler M. V..... pour me seconder. Trois saignées de bras furent pratiquées; on mit les sangsues au siége; on donna des clystères irritans; les sinapismes aux pieds, les vésicatoires aux jambes, aux cuisses ne furent point épargnés; tout cela pendant deux jours, et sans qu'il éprouvât le moindre soulagement: le sang se portait toujours à l'organe encéphalique (au cerveau). M. V..... voulait faire vomir mon père, je voulais l'évacuer par le bas, nous n'étions donc pas d'accord. Guidé par l'expérience, et inspiré par l'amour filial, le troisième jour, à six heures du matin, je pris sur moi de lui administrer un grain de tartre stibié, en lavage, que je lui fis prendre dans une pinte de petit-lait, dont on lui donnait un verre de quart d'heure en quart d'heure ; les selles se déclarèrent une heure et demie après la première prise ; il en fit 80 dans trois jours, dont 15 bilieuses ; 28 de matières d'un gris noirâtre et d'une infection si grande, que de toutes les personnes qui l'approchaient, je fus le seul qui résistai aux impressions de ces miasmes délétères. Ma mère, mes frères, mes sœurs et les domestiques furent indisposés : les uns eurent la fièvre, d'autres des ophtalmies, d'autres des angines, quoique je fisse dans l'appartement de fréquentes fumigations d'acide acétique et autres, et que je renouvelasse l'air de la chambre de temps en temps. Outre ces 43 selles, il en fit encore 37 séreuses : il rendait tout sous lui ; de sorte qu'on était obligé de le changer de linge à chaque instant. Aussitôt après les premières évacuations, j'eus le bonheur de voir la scène changer ; mon père reprit connaissance, et au bout de 15 jours, il fut complètement guéri.

Réflexion.

On voit donc que si, dans les premiers jours, le sang s'opiniâtrait à se porter au cerveau, c'est parcequ'il éprouvait un obstacle dans son cours régulier à l'ab-

domen et dans les extrémités inférieures
par la présence de toutes ces impuretés.

Je dois aussi faire observer, quoique
j'aie administré le tartre stibié à doses
fractionnées, qu'il a produit une super-
purgation; car ces 37 selles séreuses étaient
de trop, et si je n'avais pas été là pour
tempérer l'action de l'émétique et pour
relever ses forces avec les consommés pris,
tantôt seuls, tantôt unis au vin rouge de
Bordeaux, à la décoction de quinquina, à
la limonade de citron, etc.; les évacuations
auraient été bien plus nombreuses, et mon
père serait tombé dans un tel affaiblissement, qu'il ne s'en serait peut-être jamais
relevé.

En 1820, une seconde attaque d'apoplexie se manifesta; dix lieues nous sépa-
raient alors. Le même chirurgien fut
appelé, il ne se rappelait plus comment
nous avions procédé à la première attaque, lui donna l'émétique pour le faire
vomir, quoique ma sœur aînée lui dit :
« Monsieur, saignez donc mon père,
opérez donc enfin comme vous avez fait
avec mon frère, il y a deux ans. » Mon
père eut des nausées, des contractions
d'estomac si fortes, qu'il ne rendit que
des glaires sanguinolentes, et expira dans
les bras de ma sœur. Au moment où

j'arrivais pour lui prodiguer mes soins,
j'appris que l'auteur de mes jours, n'était
plus ! ! !

Réflexion.

Voilà donc une nouvelle preuve du
danger que l'on court en administrant
l'émétique, surtout comme vomitif.

Il est étonnant que ces maladies (les
apoplexies) ne soient pas plus fréquentes:
car, éprouve-t-on le moindre dégoût, on
prend de suite l'émétique; on fait des
efforts violens, la tête se gonfle, la figure
devient pourprée, les yeux semblent
sortir de leurs orbites, etc.

Le médecin n'a qu'à réfléchir un peu
sur les maladies qu'il a traitées pour
apoplexies, il verra qu'il a perdu plus
de malades en les évacuant par le haut,
qu'en les évacuant par le bas. Il est plus
prudent, il vaut mieux, en un mot, diriger son traitement sur le bas ventre que
sur l'estomac; mes bols sont donc préférables, sous tous les rapports, à toute
espèce de purgatifs.

Que l'émétique fait de victimes! il faut
pour ainsi dire en compter autant qu'il
y a d'individus qui en prennent; plusieurs même en ont ressenti de dangereuses impressions lors de leur séjour

dans le sein maternel. Ce remède occasionne l'ébranlement de l'être entier, se glisse jusqu'à l'extrémité des doigts, va en un mot réveiller les papilles nerveuses les plus éloignées.

2ᵉ *Observation.*

Voici ce qui s'est passé sous mes yeux: Mˡˡᵉ A....., des Herbiers, d'un tempérament nervoso-sanguin assez prononcé, d'un bon embonpoint, taille ordinaire, âgée de 36 ans, avait, depuis plusieurs jours, un dégoût pour toute espèce d'alimens; elle éprouvait une pesanteur dans l'abdomen, et la langue paraissait un tant soit peu saburale. Elle se figurait avoir de la bile et voulait se purger; mais quelle médecine prendre? Mˡˡᵉ A... est difficile, tous les remèdes lui répugnent, elle ne veut même pas en voir. Je lui dis que je la purgerais sans qu'elle s'en aperçût. Mˡˡᵉ aime le petit lait, on en prépare; dans son absence et à son insçu, je convins avec Mᵐᵉ sa mère de dissoudre un demi grain de tartre stibié dans environ une pinte de sa boisson favorite. Elle en prit quatre cuillerées; six minutes après, l'estomac se soulève, des vomissemens ont lieu. On m'en instruit; je me rends auprès d'elle et la

trouvé en effet tout agitée. Elle me dé-
clare éprouver un agacement dans tout
le genre nerveux. Je m'empresse de lui
administrer quelques gouttes anodines
de Sydenham, et tout rentra dans l'ordre
sur-le-champ.

Réflexion.

Voyez quelle est la force de l'émétique ; la trentième partie d'un grain détermine plusieurs vomissemens à un adulte
d'un bon tempérament, occasionne
l'ébranlement de l'être entier ; qu'en serait-il donc d'un enfant dont la pulpe
nerveuse est à peine formée ; dont la
constitution est si délicate? la mort !

Fuyez, fuyez ce poison subtil ! il a fait
tant de victimes, qu'on peut à peine les
compter.

De l'ipécacuanha

Lorsqu'une personne refuse de prendre
de l'émétique, on lui permet comme
une faveur spéciale de se servir de l'ipécacuanha.

On vous dit que ce médicament est
moins dangereux que l'émétique. Si son
action n'est pas aussi prompte sur les
nerfs, à quoi cela tient-il? en voici la
cause.

L'ipécacuanha est une poudre fort dé-

sagréable à prendre, d'une saveur âcre
et amère; il semble qu'en l'avalant, elle
vous déchire le palais; elle laisse dans la
bouche, dans le pharynx, en un mot,
dans la route qu'elle parcourt pour ar-
river dans les organes abdominaux, une
impression si âcre, si désagréable, qu'on
s'en trouve incommodé long-temps après
son usage. Cette poudre introduite dans
l'organe de la nutrition, y est élaborée,
les sucs gastriques n'ont pas sitôt dissous
une faible partie de sa résine, que l'estomac en est irrité, qu'il se contracte et
expulse avec violence cet ennemi de son
repos; vous rendez la poudre presque
comme vous l'avez prise. Voilà pourquoi
l'ipécacuanha n'agit pas aussi fortement
sur les nerfs que l'émétique : l'estomac
ne donne pas aux sucs gastriques le
temps de dissoudre toute la résine de
cette substance; il n'en a absorbé qu'une
petite quantité, quand il entre en action
et qu'il l'expulse au dehors.

Je pose en fait que si l'on n'introdui-
sait dans l'estomac que la résine de l'i-
pécacuanha, ou que la poudre de cette
substance séjournât assez de temps dans
sa cavité pour que toute sa résine en fût
extraite, elle agirait autant et plus sur
le système nerveux, que le tartrate de

potasse antimonié, et qu'elle détermine-
rait plus fréquemment des inflammations de la muqueuse gastrique, etc;
voyez comme l'estomac la repousse dès
qu'il en sent la moindre impression.

Des vomi - purgatifs.

Les vomi-purgatifs qu'on a employés
jusqu'à ce jour, sont des remèdes si violens, qu'on a des exemples de personnes
auxquelles ils ont déterminé des phlogoses si intenses, depuis le commencement du tube alimentaire jusqu'au
sphincter, qu'elles en sont expirées en
peu de jours (1).

L'éméto - cathartique est le remède le

---

(1) Je lisais dans un journal, il y a quelque
temps, qu'une personne était tombée en dé-
mence pour s'être servie du vomi-purgatif de
M. Leroy.

Il n'y a rien de surprenant dans ce fait,
quand on pense que ce remède est composé
d'une forte infusion de séné et d'une dissolution
d'une grande quantité d'émétique dans le vin
blanc.

Le purgatif du même auteur n'est pas plus
doux : il a pour véhicule, l'eau-de-vie dans laquelle il fait macérer du jalap, du séné, et du
turbith végétal.

A l'instant où je fais imprimer cet opuscule,
le gouvernement vient de défendre l'usage de ce
trop dangereux remède.

plus dangereux que la médecine ait inventé; tout le monde le connaît, son nom seul indique les drogues qui entrent dans sa composition.

Vous connaissez les effets de l'émétique, vous verrez ce que je dirai du sel d'epsom à l'article des médecines douces, vous jugerez ensuite quels ravages ces deux drogues réunies peuvent occasionner; l'une agissant d'un côté sur l'épigastre, l'autre sur le tube intestinal, et toutes les deux en même temps. Je vous laisse à penser quels bouleversemens doivent se faire dans le corps de celui qui use de ce remède.

J'ai été appelé pour donner mes soins à une personne qui avait pris un émétocathartique, les vomissemens et les évacuations alvines étaient si abondans, que cette personne, quoique d'un fort tempérament, fut foudroyée au bout de trente-six heures, et mourut dans une crise nerveuse effrayante qui dura près de huit heures.

Évitez ces vomi-purgatifs : outre qu'ils épuisent le corps, ils engendrent des inflammations, des névroses sous toutes les formes.

Du jalap.

Le jalap est un purgatif drastique violent qui contient beaucoup de résine; sa saveur est âcre, elle pique la langue et le pharynx; introduit dans l'estomac, il le stimule tellement, qu'il occasionne aussi toute espèce de maladies nerveuses, inflammatoires et des superpurgations.

3ᵉ *Observation.*

En voici une preuve dans l'observation suivante.

Mlle G....., des Herbiers, ouvrière en robes, d'une taille au-dessus de la moyenne, constitution lymphatico-nerveuse, âgée de 29 ans, éprouvait un malaise général et prenait encore de la nourriture, mais sans plaisir; elle demanda une consultation à un médecin, qui, pour réponse, lui donna du jalap. Elle prit cette médecine le jour suivant, médecine qui l'évacua par haut et par bas pendant douze à quinze jours. Le système nerveux fut tellement ébranlé, qu'elle avait par jour vingt à vingt-cinq accès nerveux qui figuraient des attaques d'épilepsie. Tous les habitans des Herbiers l'ont vue plusieurs fois dans cet état, qui a duré plus de six mois. Je lui ai ordonné la promenade au grand air et l'usage de bols camphrés, qui l'ont parfaitement rétablie.

Réflexion.

Mlle G..... était bien loin de supposer que le jalap lui eût déterminé une maladie si grave et si bizarre. N'est-ce pas lui aussi qui a mis M. Liverneau à la porte du tombeau (1).

Méfiez-vous aussi de ces pilules, de ces grains sous différens noms et tant vantés jadis : l'on vous dit que c'est pour cacher leur innocence qu'on les a couverts d'une feuille argentée : disons plutôt que c'est pour voiler leur perfidie ouvrez-les, vous trouverez dans leur sein votre ennemi secret avec tout son cortége, l'âcreur, l'amertume, etc.

Ces remèdes sont composés de poudres qui ne sont que des résines et des gommes résines. Ce sont des purgatifs très malfaisans, ils occasionnent des coliques, des hémorragies, des stranguries, des hémorroïdes et autres accidens non moins préjudiciables à l'économie, accidens reconnus par presque toutes les personnes qui en ont fait usage.

____

(1) Plus loin on verra son observation, où mes bols se trouvent en parallèle avec le jalap. Quelle différence d'action !

1*

Je viens de parler de l'émétique, de l'ipécacuanha, de l'éméto-cathartique, des vomi-purgatifs, du jalap, des grains, des pilules , etc., et de leurs effets ; nous avons vu quels maux ils occasionnent, et qu'ils ne conviennent nullement à la délicatesse de la texture de nos organes : ainsi les mauvais effets de ces drogues sont assez connus pour que je me dispense d'en entretenir plus long-temps mes lecteurs.

Des médecines douces.

Parlons maintenant de ces prétendues médecines douces. Quand un médecin prescrit à un malade un purgatif minoratif ou médecine douce, il croit lui faire une grande grâce ; que lui ordonne-t-il, cependant ? un poison lent, plus lent, il est vrai, que le tartrate de potasse antimonié, que les vomi-purgatifs, que le jalap, etc., mais qui n'en est pas moins un véritable poison, et je vais le prouver.

Une médecine douce est composée, comme l'on sait, de manne, de sulfate de soude (sel de glober), ou de sel d'epsom, de séné ou de follicules de séné, de rhubarbe, de tamarin, etc.

Ces sels sont d'une amertume extrême,

car pourquoi avait-on donné autrefois au sel d'epsom le nom de sel cathartique amer? En effet, ses effets sont actifs, et par cette raison il a été classé immédiatement après les drastiques, qui sont les purgatifs les plus actifs. Le séné et les follicules sont d'une saveur très âcre, et contiennent un principe résineux aussi très actif; la rhubarbe est amère et astringente, le tamarin est fort acide.

Voilà, je crois, un beau tableau des substances qui entrent dans les médecines douces! Je veux croire qu'on leur a donné ce nom parce qu'elles sont moins dangereuses que les autres; mais ce qu'il a de certain, c'est qu'elles le sont beaucoup.

Veut-on entendre par médecines douces, des médecines agréables à boire, douces au palais? en effet elles sont attrayantes, claires, limpides.... comme de la suie délayée dans de l'eau; c'est le cas de dire qu'il y a à boire et à manger dans de pareilles médecines, et qu'il faut s'armer d'un grand courage pour les avaler; l'estomac en est tellement chargé, que dès qu'il les a reçues, il les repousse au dehors avec violence.

4ᵉ *Observation.*

Voici de ce poison lent un exemple que je tiens de la personne même qui en a été la victime.

Mᵐᵉ R....., marchande aux Herbiers, âgée de 37 ans; grande, buste bien développé, tempérament bilioso-sanguin, m'a raconté qu'elle s'était bien portée jusqu'à l'âge de trente ans; qu'elle était grasse, fraîche, et que, malheureusement pour sa santé, elle avait pris une des médecines douces dont je parlais il y a un instant, et qu'à dater de cette époque (7 ans), elle s'était continuellement vu maigrir, que sa santé avait décliné et déclinait encore d'une manière sensible; qu'elle ne sait comment exprimer la chaleur, l'irritation, le malaise qu'elle éprouve intérieurement; que c'est bien cette médecine douce qui l'a ruinée (1), qui l'a plongée dans cet état continuel de souffrance.

Réflexion.

Si ces exemples ne sont pas plus connus, c'est qu'on n'y fait pas attention.

---

(1) Ruinée, c'est sa propre expression, expression qui dépeint bien son état d'amaigrissement.

On se voit maigrir sans en connaître la cause, ou très souvent on l'attribue aux vers qui rongent le cœur, comme disent les bonnes gens de village. Si on leur demande : « En avez-vous rendu quelquefois? non, vous répondent-ils, mais c'est égal, ce sont bien des vers qui nous font maigrir. »

Savez-vous ce qui vous mine, ce qui vous consume intérieurement ? C'est, comme chez Mme R....., une irritation, une phlogose latente occasionnée par ces prétendues médecines douces que vous avez prises. Réfléchissez un instant à ce que je viens de vous dire, et vous verrez que je n'en impose pas.

5e *Observation.*

L'observation suivante est intéressante sous deux points de vue différens.

Mme veuve B...., des Herbiers, âgée de 33 ans, tempérament nervoso-sanguin et un peu lymphatique, taille moyenne, en 1820, à la suite d'une contrariété, perdit en partie l'appétit. Eprouvant une anxiété dans la région épigastrique, elle consulta un médecin qui lui dit que c'était de la bile qui l'indisposait; qu'il fallait l'évacuer. Elle consentit à prendre de l'émétique : vomit plusieurs fois, mais peu de bile, peu de glaires, seulement l'eau qu'elle prenait. Son anxiété allait croissant; le goût était devenu nul. Mme B..... revit son médecin qui lui offrit encore de l'émétique, elle lui répondit qu'elle n'en prendrait plus, que la première dose l'avait beaucoup fatiguée. « En ce cas, lui répondit son docteur, purgez-vous donc par le bas, car vous êtes surchargée de bile. — Monsieur, j'en ai peu rendu à la première fois, j'ai cependant fait de grands efforts. — Madame, c'est égal, vous avez encore de la bile! » Cette dame, tout effrayée par la bile qu'on lui représentait avoir, céda et prit une médecine à la manne, au séné, à la rhubarbe, etc., ce qu'on appelle ordinairement une médecine douce. Qu'est-il résulté de ces mauvaises drogues? une maladie de dix-huit mois. Le soda (1) s'est développé avec toute la violence possible, et des affections nerveuses, on ne peut plus variées, l'ont accompagné sous toutes les formes. Mme B....., qui

---

(1) Soda, maladie qui consiste dans la sensation d'une chaleur ardente dans l'épigastre (estomac), laquelle se propage le long de l'œsophage jusqu'au pharynx, et est suivie de l'eructation d'un liquide limpide très acide.

était fraîche, rosée et d'un bel embonpoint, est passée au dernier degré du
marasme (1).

J'ai suivi cette maladie jusqu'à sa cure.
Plusieurs médecins ont été consultés.
Nous avons eu, avec le temps et la pa-
tience, le bonheur de la remettre en son
premier état.

Réflexion.

Si cette dame a été plongée dans une
aussi cruelle maladie, à quoi doit-elle
l'attribuer? 1° N'est-ce pas à l'émétique?
2° n'est-ce pas aussi à l'effet pernicieux
de cette médecine douce? Vous venez
de voir ce que j'en dis pages 18 et suivantes; je laisse à juger si cela devait se
passer autrement. Malgré la sensibilité
de l'épigastre de cette dame, je suis sûr
que mes bols n'auraient occasionné aucun accident.

On doit donc voir que ces médecines
sont également funestes à l'économie animale, et qu'on doit les éviter.

Lorsque j'ai commencé cet opuscule,
je me suis proposé d'éclairer le public
sur les dangers auxquels il s'expose en

____

(1) Maigreur extrême.

usant des drogues dont je viens de parler. Je crois avoir rempli ma tâche; je suis loin de les avoir tous signalés. S'il fallait les énumérer, s'il fallait parler de chacun en particulier, ce serait à n'en jamais finir.

Des bols lénitifs.

J'arrive à mes bols lénitifs. Le public, si souvent trompé dans l'espoir de trouver un remède approprié à la délicatesse de sa structure, et n'ayant rencontré jusqu'à ce jour que des destructeurs de son organisation, n'est plus confiant quand il est malade, il se désespère et ne sait à quel saint se vouer, et croit toujours que sa dernière heure va sonner.

Qu'il se tranquillise, le remède que je lui présente ne se trouve point sur la route des autres, il n'est pas étayé par de vains prestiges, comme ses prédécesseurs qui ont capté trop long-temps la confiance de quelques personnes un peu trop crédules ; malheureusement, elles ont connu trop tard l'abîme où elles étaient plongées. Le mal était fait, il n'y avait plus à revenir. Ces personnes doivent être un exemple pour les autres, qui se garderont bien de les imiter, j'espère.

Depuis que l'on administre des remèdes,

on n'avait pas poussé la folie jusqu'à présenter un purgatif et un vomi-purgatif comme une panacée universelle, comme un remède propre à guérir tous les maux.... Disons plutôt qu'il n'est propre qu'à faire du mal : aussi le public en a-t-il fait prompte justice en le repoussant avec indignation.

Je suis tranquille sur le sort de mes bols ; je n'aurai pas à me reprocher d'avoir fait des victimes, les journaux ne retentiront pas des accidens qu'ils auront occasionnés ; je ne crains pas de pareilles humiliations, j'ose même avancer que leurs louanges· seront chantées partout.

Comme je l'ai dit dans ma préface, alarmé des dangers auxquels mes semblables sont exposés en usant de ces drogues défectueuses, j'ai cherché à y obvier ; j'y étais parvenu, il y a déjà quelques années, et je me proposais de mettre ma découverte au grand jour, quand tout à coup est apparu l'ennemi du genre humain (le purgatif et le vomi-purgatif dont j'ai parlé) ; ce qui m'a fait garder le silence : cependant je n'ai cessé depuis ce temps d'expérimenter mon remède, et j'en ai recueilli continuellement des observations dignes d'être citées.

Le public abusé est prévenu.... et dans la crainte qu'il n'assimilât mon remède à ses prédécesseurs, je me suis tu, et mes malades seuls en ont profité jusqu'à ce moment.

Mes parens, mes amis, et tous ceux qui en ont éprouvé les précieux effets, voyant que je ne le destinais qu'à ma clientèle, n'ont pas souffert qu'il n'y eût que mes voisins qui en profitassent; et dans l'intérêt général, ils m'ont forcé de mettre la main à la plume, disant que ce serait un crime de ne pas faire connaître une si précieuse découverte, un remède aussi efficace.

Cédant à leurs desirs, me mettant au-dessus des préjugés et ne m'aveuglant point sur les résultats curatifs de mes bols, je me suis mis au travail.

Je sais que des détracteurs ne manqueront pas de m'attaquer, que le plus léger inconvénient sera signalé, c'est ce que je demande, c'est ce que je veux; même je les y engage; et, du moment où on en reconnaîtra l'inefficacité, que mon remède aille grossir le nombre des réformés; qu'il tombe dans un éternel oubli! Non, non, il n'en sera pas ainsi, il occupera le premier rang dans la médecine : les médicamens qu'il remplace, ne présentent que dangers; il n'offre, lui, que des bienfaits.

Mes bols n'ont pas besoin d'un essaim de lettres parties de tous les coins de la France et même de l'étranger ; lettres fabriquées à plaisir et sous des noms supposés pour établir leur réputation.ᵉ Interrogez sur leur vertu le lieu de leur origine (les Herbiers), et les communes circonvoisines. Interrogez aussi mes collègues qui les ont mis en pratique. Vous verrez leurs réponses, vous connaîtrez leurs témoignages, vous verrez qu'il ne leur faut pas d'embûches pour attirer les suffrages du public ; que c'est leur bonté qui a dessillé les yeux ; que c'est de leurs précieuses qualités, qu'est sortie leur réputation.

Ces bols ne se présentent pas avec un extérieur qui flatte, qui charme l'œil, ni sous un masque brillant comme les pilules, les grains dont j'ai parlé et dont l'âcreté, l'amertume, etc., sont voilées par une gaze argentée qui n'arrête pas les ravages que causent ces pilules et ces grains, dès qu'ils sont introduits dans l'estomac : mes bols, dis-je, ne présentent point d'artifice ; outre qu'ils sont remplis de qualités bienfaisantes, ils ont aussi la douceur en partage. Ils ne laissent dans la bouche aucune saveur désagréable, leur introduction dans l'estomac ne lui cause ni fatigue ni douleur.

Je ne m'amuserai pas à citer toutes les personnes qui en ont fait usage ; je sortirais des limites que je me suis imposées pour le moment. Je me contenterai d'exposer ici quelques-unes des observations les plus intéressantes ; mais auparavant je dois dire quelles sont les doses de mon remède dont on doit faire usage.

Je n'ai pas *la prétention* d'avancer que mes bols suffisent pour toutes les maladies , abstraction faite de tous autres secours de la médecine ; mais je dis que dans tous les cas où il sera *nécessaire d'évacuer ,* soit par le haut, soit par le bas , ils conviendront mieux que tous les remèdes qu'on a employés jusqu'ici dans cette intention.

Le mode de purgation de ces bols est *subordonné :* 1°. à la dose ; 2°. à la sensibilité des organes ; 3°. à leur plénitude.

DOSES.

Elles doivent varier selon l'idiosyncrasie du sujet, c'est-à-dire la force ou la faiblesse des tempéramens.

La dose est de 1 à 2 bols pour les enfans de six mois à deux ans.

De 4, pour les enfans de trois à six ans.

De 6, pour les enfans de six à douze ans.

De 8, pour les personnes des deux sexes, agées de douze à dix huit ans, et pour les femmes et les filles faciles à purger.

De 10, pour les femmes et les filles difficiles à purger.

De douze pour les hommes faits, forts et difficiles à purger. Les hommes auxquels 12 bols seraient insuffisans, peuvent en prendre 14 et même 16, sans aucun danger.

On peut les prendre dans un fruit cuit, dans du raisiné, des confitures, du miel, dans du pain-azyme, dans des feuilles de légumes cuits, et même dans quelques cuillerées de bouillon, d'eau, de thé, etc.

Quoique ces bols soient peu volumineux, on peut au besoin les écraser, ils produiront également un bon effet. Ils ne laissent dans la bouche aucun goût désagréable.

Quand on évacue, on doit boire du petit lait, de l'eau de veau ou de poulet, du bouillon rafraîchissant, de l'eau tiède un peu sucrée ou miellée, ou du thé léger.

Quoiqu'on vomisse, il ne faut pas *boire de l'eau tiède seule*, cette eau pèse sur l'estomac et le fatigue.

On doit boire *seulement* pour faciliter l'action du remède. Il n'est pas nécessaire de prendre une grande quantité de liquide, comme on est dans l'usage de le faire pour les purgatifs ordinaires.

Il ne faut point de préparation pour user de ces bols ; il suffit d'être à jeun, ou de n'avoir rien pris de solide depuis 7 ou 8 heures. Un bouillon gras ou maigre ne demande qu'une ou deux heures d'intervalle. *Ils ne pèsent point sur l'estomac ;* ils se dissolvent et passent très facilement.

Les personnes qui sont constipées habituellement, c'est-à-dire, qui vont rarement à la garde robe, doivent, deux heures après avoir avalé des bols, prendre un ou deux lavemens émolliens à la graine de lin ou à la racine de guimauve, pour détendre, humecter les organes, pour déterminer les évacuations, lorsqu'elles ne se sentent aucune disposition pour aller à la selle.

Les personnes qui veulent être pur-

gées lentement et sans être détournées
de leurs travaux , peuvent prendre le
soir , en se couchant, deux ou trois bols.
Elles passeront tranquillement la nuit ,
et le matin, en se levant, elles feront
plusieurs selles. Ces personnes déjeune-
ront d'un bon appétit , et se livreront
avec plus de satisfaction à leur occupa-
tion ordinaire.

Ces bols, étant d'un transport facile,
sont très commodes pour les voyageurs.
Ils peuvent se conserver plusieurs années sans altération, en les tenant dans
un lieu sec.

Pour la commodité générale , on a
composé des boîtes de

<pre>
    12 Bols à . . . . 1 fr.
    36 —   à 3
    72 —   à 6
</pre>

Une seule de ces médecines suffit pour
être bien purgé : on n'est pas obligé d'en
prendre plusieurs, comme l'on fait toujours ; de sorte que, comme on le voit
et comme je l'ai déjà dit , outre que
ces bols sont plus agréables et plus commodes à avaler que les autres médecines,
ils sont aussi moins coûteux et guéris-

sent de suite (1), si on les prend à la dose convenable.

Ce que le public croira avec peine, mais ce dont les gens de l'art, qui connaissent l'économie, se rendront aisément compte, c'est que ces bols agissent en raison du besoin qu'ont les organes de s'épurer ; que si on a beaucoup de bile à évacuer, ils font un peu vomir (2) et qu'aussitôt

---

(1) Je dis qu'une seule médecine suffit pour se bien purger et guérir de suite, c'est vrai ; mais j'entends dans une simple indisposition, un dégoût, dans une fièvre éphémère. On sait bien qu'il n'existe pas de remèdes assez efficaces pour guérir de suite une affection grave, de longue durée, comme les hydropisies, les éruptions cutanées, telles que les dartres, la gale..... Les affections syphilitiques, scrophuleuses, goutteuses, rhumatismales, etc. Tout en se servant fréquemment de mes bols, dans ces maladies, pour leur guérison, elles exigent le concours de quelques autres médicamens, dont vous vous servirez d'après les conseils de votre docteur habituel. Si vous êtes obligé d'avoir recours aux lumières d'un docteur éloigné, alors vous devez avoir avec lui une correspondance suivie et bien circonstanciée sur votre maladie.

(2) Cette action est subordonnée à la dose : par exemple, s'il fallait 12 bols pour purger complétement une personne, par le haut et par le bas, elle n'a qu'à en prendre huit, et elle ne

que la bile est en mouvement, elle se dirige presque toute par les voies basses, mais s'il y en a peu ou point à faire sortir, ils ne feront pas vomir, ils ne purgeront que par le bas.

Je vais en donner une explication, pour ceux qui ne connaissent pas l'anatomie.

Ces bols introduits dans l'estomac sont humectés, soit par les glaires, soit par les mucosités, ou le suc gastrique, qui se trouvent dans cet organe; et, dès qu'ils y ont éprouvé une légère dissolution, ils passent dans le duodénum, où ils subissent le même sort. La vésicule biliaire (poche ou réservoir de la bile) qui communique au duodénum par ses canaux cystique et cholédoque est plus sensible à l'impression du stimulus (1) quand elle contient de la bile, que lorsqu'elle est vide, et la sympathie qui existe entre ces viscères, fait qu'elle se dégorge totalement dans le duodénum. De là, selon la quantité de bile excrétée et

---

vomira pas. Ainsi, les personnes qui ne voudraient pas vomir, peuvent diminuer d'un tiers la dose qui leur conviendrait dans une autre circonstance.

(1) Cette expression est prise ici pour le remède.

par un mouvement anti-péristaltique de cet organe, il en passe dans l'estomac une petite portion qui sort par la bouche. Mais la majeure partie file par les intestins avec les bols, qui, en cheminant, continuent à se dissoudre et à solliciter en même temps ces derniers à se débarrasser des matières fécales qu'ils contiennent. De cette manière, l'action du remède est lente, par conséquent la purgation est fort douce. Si l'on écrasait les bols pour les prendre, l'élaboration en serait plus prompte, et, par la même raison, l'impression plutôt perçue ; les organes titillés les feraient voyager plus vite et les évacuations seraient plus promptes. Il est préférable de les prendre sous la forme de bols.

Je viens d'expliquer physiologiquement la marche et la fonte des bols ; il faut actuellement que je rende compte des effets physiques ou de la sensation que l'on éprouve au moment de cette opération.

Selon que l'on est plus ou moins facile à émouvoir, ces bols font sentir leur action, une, deux ou trois heures après leur introduction dans l'estomac, et, à l'instant qu'ils agissent, c'est-à-dire, au moment que la vésicule biliaire se contracte pour verser dans le duodénum la bile qu'elle contient, on éprouve, pendant une minute environ, une légère défaillance, comme une espèce de tournoiement de tête, (1) et l'on vomit un peu, sans aucun effort, s'il existe beaucoup de bile; et s'il y en a peu, cette sensation de défaillance ou de tournoiement de tête se change à l'instant même en évacuations alvines qui s'effectuent sans la moindre colique.

Il n'en est pas ainsi du tartrate de potasse antimonié et de ses consorts, qui s'attachent à l'estomac, le secouent, lui font rendre, bon gré mal gré, des glaires, de la bile et ce précieux suc gastrique qui, en favorisant la digestion, contribue à la nutrition; qui font rendre du sang, qui lacèrent, qui détruisent la membrane muqueuse de l'estomac, celle des intestins; qui font, en un mot, un mal, un ravage épouvantable, et délabrent l'homme le plus fort.

J'arrive aux observations.

1re *Observation*.

Mademoiselle B......, des Herbiers,

---

(1) Toutes les personnes n'éprouvent pas

âgée de vingt-cinq ans, d'un tempérament bilioso-lymphatique, me dit qu'elle
avait la bouche pâteuse, soif nulle, point
d'appétit, et que, depuis quelques jours,
elle ressentait dans tout son corps une
espèce de frisson continuel; qu'en un
mot, elle n'était pas dans son assiette ordinaire, et que, si je pouvais la guérir
sans lui donner de remèdes, je lui ren-
drais un grand service. Je lui répondis
que la divinité ne m'avait pas accordé
une si grande faveur, mais qu'elle pouvait être tranquille, que je lui en prépa-
rais un à souhait, très aisé à prendre,
sans dégoût et purgeant bien. Je lui acco-
modai dix de mes bols lénitifs, qu'elle
avala le jour suivant; il en résulta vingt
selles copieuses, rendues sans coliques,
sans tranchées, sans la plus petite douleur ni fatigue. L'appétit reparut et il ne
fut plus question du malaise qu'elle éprouvait; toutes ses incommodités s'éclipsè-
rent.

Au mois de décembre dernier, je fis
une visite de condoléance à mademoiselle
B... Au milieu de la conversation, je lui
demandai si elle se rappelait bien sa pur-

---

cette sensation; beaucoup ne s'en aperçoivent
pas.

gation : Elle m'a assez soulagée me répli-
qu'a-t-elle, pour que je ne l'aie pas oubliée,
et je vous assure qu'elle ne s'effacera jamais de ma mémoire.

2ᵉ *Observation.*

Madame Robin, à la Tourneri, commune d'Ardelais, âgée de cinquante-
huit ans, tempérament bilieux, fut, à
la suite d'un petit voyage fait à pied, au
mois d'Octobre 1821, atteinte d'une
pleurésie bilieuse avec fièvre, toux, etc.,
qui lui permettait à peine de respirer. Je lui dis qu'il fallait de toute nécessité se purger ; elle me répondit que
ce n'était pas son intention, qu'elle m'avait
fait appeler, croyant que je lui prescri-
rais une tisane ou un sirop pectoral
pour calmer sa toux et dissiper son point
de côté. Je lui répliquai que c'était bien
mon intention ; mais, qu'il fallait faire
précéder ces moyens, par un évacuant
sans lequel les autres remèdes ne pro-
duiraient aucun soulagement. Les médecines me fatiguent, me dit-elle ; voilà
pourquoi je répugne à en prendre. Je lui
annonçai que j'en avais une de ma composition, sans dégoût, très facile à prendre et purgeant d'une manière fort dou-

ce. Toutes ces conditions la décidèrent en faveur de mes bols ; elle en prit huit qu'elle écrasa, vu qu'elle ne pouvait les avaler dans leur entier : ces bols la firent vomir trois fois et l'évacuèrent quinze fois par les voies basses ; les selles n'étaient en partie que de la bile ; elle rendit sept vers. La fièvre, la toux, la douleur thorachique disparurent ; l'appétit revint, et elle fut guérie dans les vingt-quatre heures, comme par enchantement.

Réflexion.

Je ne fus point trompé dans mon pronostic ; je jugeai que la toux de madame Robin tenait à la présence de vers dans l'organe de la digestion ; en effet, immédiatement après la sortie de ces reptiles, qui étaient très volumineux, la toux cessa.

Madame Robin m'avoua, quelques jours après, que malgré les louanges que je lui avais faites de mes bols, elle ne les avait pris qu'en tremblant, mais qu'elle en était très satisfaite, et qu'elle était on ne peut plus étonnée de l'aisance avec laquelle elle avait été évacuée par l'une et l'autre voie, que c'était un plaisir de prendre de pareilles médecines.

3e *Observation.*

Au mois de décembre 1821, je fus à la Fournière, commune de Foussais, chez ma mère, âgée de soixante-dix ans, d'un tempérament bilieux, de petite taille, et d'une structure délicate ; elle m'entretint de suite de ses douleurs rhumatismales, de son prurit à la peau, de sa migraine, de son peu d'appétit, de son défaut de sommeil, etc.... Je l'engageai à ne pas se médicamenter à plaisir (elle se purgeait fréquemment), et je lui conseillai d'attendre encore quelques jours pour voir si son état ne changerait pas, et lui dis, en outre, que, lorsqu'elle voudrait se purger, elle prendrait six des bols dont je lui laissais une boîte. Je ne fus pas plutôt de retour aux Herbiers, qu'elle voulut savoir le goût de mes bols ; elle prit la quantité que je lui avais indiquée, vomit deux fois, et fut le reste du jour à la selle. Ses douleurs rhumatismales, ses démangeaisons à la peau, etc., ont disparu ; l'appétit et le sommeil (consolateur du vieillard) sont revenus ; elle est on ne peut plus contente : elle dit qu'elle est ingambe comme à l'âge de vingt-cinq ans.

Réflexion.

On voit donc, par cette observation, que mes bois sont non seulement doués de vertus purgatives, mais encore de plusieurs autres, et qu'ils sont un puissant remède dans les affections rhumatismales chroniques. J'ai nombre d'exemples de ce genre où ils ont produit le même effet.

4ᵉ *Observation.*

Le sieur Charles Jousbert, demeurant au petit bourg des Herbiers, âgé de vingt-deux ans, tempérament biliososanguin, bien constitué, vint me consulter, le 6 octobre 1821, pour une fièvre méningo-gastrique intermittente, dont il avait déjà eu quatre à cinq forts accès : à cette fièvre, était jointe une douleur générale et sourde de l'abdomen, qui à la moindre compression du ventre se devinait facilement au *facies;* des douleurs sus-orbitaires si fortes qu'elles rendaient sa marche chancelante, au point qu'il était obligé de se servir d'un bâton pour se soutenir; les yeux, la figure étaient ictériques, la langue chargée, et il n'avait ni soif, ni appétit. Tout cet appareil de symptômes indiquait bien l'emploi des évacuans, à l'exception des douleurs abdominales, qui me faisaient craindre la phlogose de quelques organes essentiels à la vie, tels que le foie, l'estomac; mais forcé par l'ensemble des symptômes dont j'ai parlé, et sûr de l'action lénitive de mes bols, je lui en donnai dix à prendre. Le lendemain au soir, arrivé près de son lit, je n'eus pas à m'en repentir, quand il m'eut dit qu'il avait vomi quatre fois de la bile, épaisse comme de la bouillie; qu'il avait fait quinze selles également bilieuses; et qu'il avait rendu dix sept vers lombrics, tant par les voies hautes que par les basses, d'un volume et d'une longueur extraordinaires.

Réflexion.

Je ne fus point surpris qu'il eût rendu des vers; j'avais jugé leur présence à l'extrême dilatation de la pupille, et à quelques autres symptômes analogues.

Je ne doutai pas d'après la sensibilité de l'hypocondre droit, que le foie ne fût fortement irrité, et que si l'on eût employé du tartre stibié, ou tout autre drogue aussi active pour évacuer le malade (et il en avait essentiellement besoin), il ne se fût déclaré une hépatite, peut-être même une inflammation de tous les organes abdominaux, accidens qui auraient précipité ce jeune homme dans la tombe, comme on en voit, plusieurs exemples occasionnés par l'usage de l'émétique, dans l'ouvrage que j'ai cité de M. Broussais.

Mon jeune homme est au contraire sorti de sa chambre le jour suivant, ne pensant plus qu'il avait été malade.

5ᵉ *Observation.*

Madame veuve Fôntenit , de Saint-Hilaire sur l'Autise, âgée de cinquante et quelques années, ayant la fièvre, et point d'appétit depuis plusieurs jours , prit de mes bols, pour s'assurer de leur efficacité ; ils l'ont évacuée vingt-deux fois, dissipé sa fièvre et rappelé l'appétit. Aujourd'hui madame Fôntenit chante mes louanges.

6ᵉ *Observation.*

Mariette, cuisinière , âgée de quarante-cinq ans , grasse , d'un tempérament bilioso-sanguin, me consulta , le 23 octobre 1821, sur son état maladif, qui

consistait en un malaise général, perte
d'appétit et de force, céphalalgie intense,
insomnie et fièvre erratique ; je lui ad-
ministrai dix de mes bols, qui lui procurèrent trente selles copieuses.

Réflexion.

Cette fille était tellement courageuse
qu'elle est restée un mois avec cette indisposition, exécutant les ordres de ses
maîtres, comme si elle eût joui d'une
brillante santé ; ce n'est que quand les
forces lui ont totalement manqué, qu'elle
est venue réclamer mon ministère.

Elle fut purgée d'une manière si
agréable, qu'elle ne se détourna point de
ses occupations journalières ; elle se trouva soulagée dans le moment, et sa santé
reprit son état ordinaire.

J'ai déjà donné des preuves irréfra-
gables que mes bols agissent d'une manière très douce ; en voici de péremp-
toires, fournies par la même personne,
sujet de l'observation précédente, et par
quelques autres.

7e *Observation.*

Mariette, cuisinière aux Herbiers,

prenait peu d'alimens depuis une quinzaine de jours, et avait, disait-elle, toujours dans la bouche un goût terreux,
des douleurs dans toutes les articula-
tions, principalement dans l'articulation
huméro-scapulaire droite, et point de
force, fléchissant sur elle-même dans sa
marche. Elle me consulta le 21 janvier
1822; je lui dis: Vous connaissez le remède (mes bols); il faut en prendre.
Cette fille, ne voulant pas se détourner
de ses occupations ordinaires, avala, à
l'insu de sa maîtresse, dix bols à trois
heures du matin, et s'endormit par des-
sus jusqu'à six heures, époque à laquelle
elle se réveilla pour vomir quatre fois et
faire quinze selles; elle a rendu aussi
six vers, dont deux par la bouche et
quatre par le siége, et s'est trouvée guérie de suite. La mélancolie dans laquelle
elle était plongée fit place sur-le-champ
à sa gaieté habituelle; tous ses voisins
ont été témoins de cette métamorphose,.

Réflexion.

Si cette fille, au lieu de prendre des
bols, eût fait usage de l'émétique pour
se purger, et qu'elle se fût endormie
comme elle l'a fait, qu'en serait-il ré-

sulté ? Les habitans des campagnes ont l'habitude de dire qu'on ne se réveille pas, et moi je dis qu'elle se serait réveillée dans les convulsions de la mort.

On ne peut contester la supériorité de mes bols sur les autres remèdes; on va encore en juger par l'observation suivante, où ils sont mis en parallèle avec le jalap.

8ᵉ *Observation.*

M. Liverneau, des Herbiers, tempérament bilioso-nerveux, taille ordinaire, mince, âgé de quarante-sept ans, fit une chûte sur l'abdomen le 19 février 1821. Lorsque je fus appelé auprès de lui, il me parut souffrir des douleurs d'estomac très aiguës : je lui fis appliquer, sur la région gastrique, douze sangsues qui lui procurèrent un grand soulagement, au point, qu'il se leva et qu'il sortit dans la rue, malgré ma défense, deux heures après ma visite, ayant sur l'abdomen des flanelles imbibées d'une décoction émolliente, et buvant du petit lait. Cette chute ayant dérangé l'appétit, M. Liverneau voulut se purger; je lui fis observer que le moment n'était pas favorable, qu'il y avait à craindre de

renouveler l'inflammation gastro-antérite. Mon raisonnement fut inutile; il
fallut condescendre à ses instances : je
lui donnai dix de mes bols, qui l'évacuèrent quatre fois par le haut et douze fois
par le bas, et d'une manière si douce ,
qu'il s'aperçut à peine qu'il avait pris une
médecine. M. Liverneau, impatient de
ne pas prendre de nourriture solide, vu
que son appétit ne le permettait pas , voulut réitérer la purgation; je lui dis que
cette fois je n'y consentirais pas, qu'il fallait attendre; que l'estomac avait beaucoup souffert par cette chute, et que ce
ne serait qu'à la longue, et par un régime humectant , soutenu, qu'il repren-
drait ses forces et que l'appétit reviendrait.
M. Liverneau, indocile à mes conseils,
alla trouver M. D..., qui lui donna une
médecine de jalap : aussitôt que cette
poudre fut introduite dans l'estomac,
elle ralluma l'incendie à peine éteint, et
à chaque instant M. Liverneau se croyait
étouffé : il resta vingt-quatre heures entre
la vie et la mort, et ce ne fut que lorsque le jalap eut fait tous ses ravages, qu'il
respira. Cette médecine ne produisit aucune évacuation. M. Liverneau n'est revenu à la santé qu'en mangeant avec so-
briété et en usant d'un régime délayant.

(47)

Réflexion.

Les personnes qui contesteraient encore l'innocence de mes bols dans l'observation précédente, en alléguant que la fille Mariette pouvait aussi bien reposer d'un sommeil léger que d'un sommeil profond, ne trouveront pas d'équivoque dans celle de M. Liverneau.

1°, On voit une gastro-antérite occasionnée par une chute sur l'abdomen ; affection d'autant plus grave, qu'elle existe sur un organe délicat et très essentiel à la vie (l'estomac) , puisque c'est de lui que dérivent les bonnes ou mauvaises digestions.

2°. A peine cette maladie est-elle tempérée par l'application de sangsues sur l'épigastre, qu'on prend de mes bols et qu'on est passablement évacué, sans presque s'apercevoir qu'on a une médecine qui parcourt les viscères abdominaux.

3°. Il n'en est pas ainsi du jalap, dont le simple contact sur la tunique de l'estomac l'embrâse (1) et le met dans un état déplorable.

____

(1) La membrane qui tapisse l'intérieur de

Il est facile maintenant de voir la différence qu'il faut faire entre ces deux remèdes.

9ᵉ *Observation.*

Les femmes Paquet et Chauveau, de
la Barrelière, enceintes l'une de deux
mois, l'autre de sept mois; et la femme
Lévin, de la Haute-Vincère, enceinte de
trois mois, toutes atteintes de fièvre méningo-gastrique, dont elles avaient déjà
eu plusieurs forts accès, vinrent me
consulter. Je fis prendre à la femme Paquet huit bols, qui lui procurèrent une
vingtaines de selles; j'en donnai dix à
la femme Chauveau, qui vomit quatre
fois et fut le reste du jour par le bas; la
femme Lévin en prit dix, dont il résulta
deux vomissemens et huit déjections alvines. Toutes les trois ont été promptement débarrassées de leur fièvre et les

l'estomac, est d'une texture si mince, si délicate, et surtout dans ce cas, où elle a perdu sa
tonicité, que je la comparerais à ce tissu de co-
ton, qu'on appelle mousseline, tissu si fin qu'un
rien le lacère aisément, comparaison que le
public fait assez ordinairement, et que je ne
trouve pas dépourvue de justesse.

fonctions génératrices n'ont point été in-
terrompues.

Réflexion.

Jusqu'à ce jour, lorsque le sexe fémi-
nin dans un état de reproduction, était
atteint de fièvre, il n'osait et même ne
voulait employer aucun moyen médical
pour détruire cette dernière, dans la
crainte que son fruit ne fût interrompu
dans son animalisation et qu'il n'en ré-
sultât aussi pour lui-même de funestes
effets : il préférait s'abandonner, pendant
tout le temps de la gestation, aux ravages
de la maladie. Qu'en résultait-il? que si
l'arbre et le fruit échappaient à la tem-
pête, tous deux étaient extrêmement dé-
lâbrés (malingres).

Avec mes bols, on obvie à ces inconvéniens, et on peut en user avec sécurité; vous en avez vu des preuves ci-dessus.

10° *Observation.*

Jeanne Rotureau, cuisinière, demeurant aux Herbiers, âgée de trente neuf
ans, tempérament bilioso-sanguin, de
grande taille, un peu mince, fut atteinte, au mois de décembre 1821, d'une

fièvre bilieuse dont l'invasion s'annonçait
à quatre heures du soir, par des horri-
pilations suivies d'une chaleur brulante
dans toute l'économie, et dont l'apyre-
xie n'avait lieu qu'à six heures du matin,
sans transpiration ni soif. Comme sa bouche était amère, et qu'elle n'avait pas
d'appétit, elle prit dix bols. Au moment
où les évacuations se présentèrent, ne
pouvant se procurer ni petit lait, ni eau
de veau qu'elle aime beaucoup, elle prit
le parti de boire de l'eau tiède, dans laquelle elle mit du miel, mais en trop
grande quantité, ce qui arrêta les déjections qui n'avaient été qu'au nombre de
six. Dès la nuit suivante, les hypocondres
devinrent tellement douloureux qu'elle
pouvait à peine respirer, éternuer ou
tousser. L'abdomen partagea aussi cette
sensibilité, au point que la malade trouvait pesantes ses couvertures ordinaires.
La fièvre prit le type continu, avec paroxisme deux et trois fois dans les vingt-
quatre heures, paroxisme qui était marqué par un frisson court, auquel succé-
dait une chaleur brûlante, qui se terminait
par de petites sueurs: elle avait un peu
plus de soif que dans l'état ordinaire,
céphalalgie très intense, insomnie opiniâtre, anorexie de toute espèce d'ali-

mens et urines rares (elle était vingt-quatre, trente-six heures sans en rendre), rouges et déposant un sédiment abondant, briqueté et très épais : elle n'allait à la garde robe qu'une fois dans deux, trois et même quelquefois quatre jours ; les excrémens étaient fermes, en petite quantité et de couleur grisâtre. La malade était fortement alarmée à l'aspect de ses urines : je croyais que d'un instant à l'autre il se serait fait une crise salutaire, soit par les voies urinaires, soit par le système cutané ; et comme je ne pouvais trouver jour à placer une seconde purgation, je restai quinze jours spectateur du travail de la nature. Las d'attendre en vain, et comme cette fille perdait visiblement ses forces, je lui donnai huit bols qui lui firent, à deux fois, sortir par la bouche de la bile grumelée et en grande quantité ; elle évacua au moins dix-huit fois par le bas, et rendit des matières bilieuses, glaireuses, dont la sortie fut facilitée par du petit lait. Son état de souffrance s'évanouit dans le jour même : la nuit suivante se passa dans un profond sommeil ; l'appétit et les forces revinrent dans les quarante-huit heures.

Réflexion.

Je ne puis attribuer l'état de malaise, je dirais même de souffrance dans lequel la fille Rotureau était tombée, qu'à l'eau trop miellée qu'elle avait bue. Tout le monde sait que l'eau un peu miellée est laxative; mais quand elle l'est en excès, elle change de caractère, devient échauffante (c'est ce que vous venez de voir); aussi s'était-il développé une grande quantité de calorique qui calcinait la bile dans les splanchniques abdominaux.

On n'accusera pas mes bols d'avoir déterminé une telle irritation chez cette fille, puisque ce sont eux, aux contraire, qui l'ont rappelée à la santé; j'irai plus loin, j'avancerai même que si, dans la situation critique où elle était tombée par l'emploi de cette boisson trop miellée, on se fût servi de tout autre remède que de mes bols pour l'évacuer, il se serait fait une explosion incendiaire qui aurait mis fin à ses jours.

Le 9 août 1820, j'ai reçu l'écrit suivant de M. Merlet, chirurgien, au Bouper.

Monsieur et ami, un cas d'opération délicate se présente dans nos environs;

je vous ai proposé pour la faire, et les parens inquiets ont acquiescé à ma demande avec plaisir, ainsi que le malade. Il est question d'une hernie antéro-épiplocéle étranglée ; si vous pouvez venir la faire dès ce soir, partez je vous prie, aussitôt la réception de ma lettre; je craindrais qu'il fût trop tard d'attendre à demain; mes yeux et ma main se refusent aujourd'hui à toute opération (1). J'ai jetté mes vues sur vous comme un des plus en état d'agir, d'après cet axiome chirurgical, *tutò, citò et jucundè.*

J'ai l'honneur d'être, etc.,

J. MERLET.

Je montai à cheval, et me rendis en toute hâte, auprès du sieur Aigron métayer à la Rebourdière, commune du Bouper, auprès de qui je trouvai M. Merlet, lui prodiguant ses soins; nous pratiquâmes de suite l'opération, il en

---

(1) M. Merlet fut un des meilleurs opérateurs de l'hôpital de Rochefort. S'il s'est rendu précieux à l'humanité souffrante par ses talens, il n'a pas moins su mériter l'estime de ses concitoyens, par ses qualités sociales.

était grand temps, car le sac herniaire avait au moins le volume et la longueur du corps d'une bouteille de pinte et contenait cinq pieds d'intestins étranglés, dont trois pieds de l'iléon, un et demi du colon transverse, et six pouces du colon descendant. On voyait cà et là sur les portions de viscères étranglés, des vergetures noirâtres qui annonçaient le développement de la cangrène. Le sac herniaire renfermait aussi douze onces de sériosité d'une couleur citrine. Le sieur Aigron, parfaitement rétabli de son incommodité, jouit aujourd'hui d'une brillante santé.

Comme je m'étais transporté un peu vite auprès du patient, et dans le fort de la chaleur du jour, je me trouvai fatigué; de retour chez moi, aux Herbiers, dans la nuit, une fièvre meningo-gastrique tierce violente, se déclara et dura jusqu'au lendemain dix heures du matin. Le surlendemain je pris dix bols, qui me firent vomir deux fois et me procurèrent douze selles bilieuses; le troisième jour j'eus encore un léger accès fébrile; le quatrième je réitérai la purgation qui m'évacua abondamment par le bas et je fus guéri.

(55)

11ᵉ *Observation.*

Le deux octobre 1821 , je fus appelé
pour donner mes soins à la femme Roussière , de la Barrelière , commune d'Ardelais, d'un tempérament bilieux, taille
moyenne et d'une complexion délicate ,
maigre, âgée de 24 ans, et mère d'un enfant de huit mois, qu'elle allaitait. Arrivé
auprès d'elle, je reconnus une hématémèse qui avait été déterminée par de vives
impatiences; elle avait rendu toute la
nuit et rendait encore, à différentes reprises, par les vomissemens et par les selles,
du sang tantôt noir, tantôt rouge, grume-
lé et même en gros caillots; elle éprouvait un sentiment de pression de pésan-
teur, de douleur profonde dans l'épigastre et les hypocondres ; elle était alarmée
de son état, elle avait en outre fréquemment des lipothymies, était froide de tout
le corps, mais particulièrement des extrémités. Le pouls était petit, mou et se
déprimait facilement sous le doigt. Le
danger étant pressant, je fis appliquer de
suite des sinapismes aux pieds; et comme
elle ne trouvait d'agréable que l'eau froide point sucrée, boisson qui lui conve-
nait assez, je la rendis plus salutaire à
son état en l'aiguisant avec l'acide acéti-

que, et elle en prenait de temps en temps quelques cuillerées : l'hématémèse s'arrêta sur la fin du jour. La malade était très faible ; le sang, en passant par la bouche, y avait l'aissé un mauvais goût ; elle ne prenait aucune nourriture, tout lui répugnait, il lui semblait avoir continuellement un poids énorme dans l'estomac. Cette femme, à peine sortie de l'état le plus déplorable, veut se purger ; elle ne considère pas qu'elle a rendu considérablement de sang, elle ignore que ce sang vient des tuniques de l'estomac, que cet organe est on ne peut plus sensible dans cette circonstance, et qu'elle même n'a que le souffle. Je lui représente le danger qu'elle court en usant même des remèdes les moins actifs ; je lui dis que l'hématémèse (hémorragie de l'estomac) peut se renouveler pendant l'action du purgatif, et l'emporter sur-le-champ ; toutes ces représentations sont inutiles, elle persiste à vouloir se purger. Le troisième jour, je lui donnai six bols qui lui procurèrent une quinzaine de selles, avec lesquelles elle rendit de 40 à 50 vers lombricoïdes, tant petits que gros, et dès le lendemain elle entra en convalescence.

Réflexion.

J'ai parlé de grossesses, de phlogoses d'estomac où mes bols avaient été employés avec succès, et d'une personne qui avait dormi trois heures dans leur action: ces observations paraissent belles et concluantes, mais elles ne sont encore rien auprès de cette dernière.

12e *Observation.*

Je vis, le 4 novembre 1821, Roussière, mari de la femme de l'observation précédente, âgé de 28 ans, taille ordinaire, mince, profession de piqueur d'ardoises. Il avait contracté une pneumonie intense compliquée d'un état bilieux, et d'un fort point de côté qui gênoit tellement la respiration, qu'il se croyait suffoqué à chaque instant, et il crachait du sang rouge vermeil. On appliqua six sangsues sur le côté douloureux, on lui mit la moutarde aux pieds et des vésicatoires aux jambes, dans la crainte qu'il ne nous échappât; tous ces moyens nous réussirent à merveille, je le trouvai beaucoup mieux le lendemain matin, lorsque je retournai le voir; son état était tranquillisant, les symptômes bilieux étant grandement prononcés, je lui donnai 8 bols, qui le firent vomir six fois et qui l'évacuèrent toute la soirée par le bas. On compta 68 vers qu'il avait rendus, tant par la bouche que par les selles ; comme il ressentait encore une légère douleur de côté, j'y mis un vésicatoire ; immédiatement après l'emploi de tous ces moyens, une expectoration de bonne nature s'établit et la maladie marcha heureusement à sa fin, aidée par une tisane pectorale ; elle fut terminée par une crise de sueurs qui dura plusieurs jours.

Réflexion.

Tout le monde sait que les pneumonies (fluxions de poitrine) ne sont pas des brevets de santé ; que ces affections donnent au contraire un tel assaut aux poumons, que l'on voit tôt ou tard, l'économie même la mieux cimentée en être profondément altérée.

A ces maladies réitérées, se joint presque toujours une fièvre adynamique. (Putride.) Qui en augmente considérablement les dangers : madame veuve Bregeon, *pag.* 75, nous en fournit un exemple bien frappant. Ce n'est pas la première fois que j'ai traité le sieur Roussière pour une semblable indisposition ; aussi ai-je bien remarqué que, pour avoir fait deux lieues par un temps un peu frais et d'une marche ordinaire , il a été atteint d'une maladie beaucoup plus grave que les précédentes. Il avait besoin d'être évacué, mais sans fatigue ; aussi mes bols ont-ils rempli les conditions qu'exigeait la délicatesse de son état.

Tous les voisins ont été autant surpris de sa cure prompte et solide, qu'ils l'avaient été de celle de sa femme.

13ᵉ *Observation.*

La femme Merlet, métayère au château de St.-Paul, d'une constitution sanguine , taille au-dessous de la moyenne, poitrine large, cou court, tête bien développée, âgée de 54 ans, étant incommodée depuis plus de six mois, par un mal de tête continuel et contre lequel on avait employé alternativement et infructueusement des pédiluves sinapisés, quelques sangsues aux jambes , des infusions de feuilles d'oranger, de tilleul, éthérées; des boissons délayantes, telles que le petit-lait, la tisane d'orge etc... Quand elle me fit appeler le 4 novembre 1821, à cette indisposition s'était réunie depuis

(60)

une quinzaine de jours , une fièvre méningo-gastrique, avec perte d'appétit et
bouche amère. Pour combattre la céphalalgie, j'appliquai trois sangsues sur chaque apophyze mastoïde; les piqûres don-
nèrent abondamment du sang , et la malade fut soulagée; pour dissiper la fièvre,
je lui fis prendre le lendemain matin , 8
bols qui la purgèrent 6 fois par le haut
et 23 fois par le bas : à dater de cette époque, elle jouit d'une très bonne santé.

Réflexion.

Vous venez de voir céder promptement une affection cérébrale opiniâtre
occasionnée par le sang, à l'application
de quelques sangsues à la tête; pourquoi
un soulagement si prompt? dira-t-on. 1°.
J'observerai que pour opérer une bonne
révulsion, on avait appliqué les sangsues
trop loin du siége du mal; 2°· Qu'il était
préférable de les mettre derrière les
oreilles; parce que là, elles agissaient de
deux manières, la première comme ré-
vulsives des douleurs frontales et la seconde comme spoliatives de tous les tégu-
mens du crâne, qui comme l'on sait, ont
plus de rapport avec les splanchniques
cérébraux que les extrémités inférieures.

D'après une telle structure, (poitrine large, cou court, tête volumineuse, etc.) on doit penser qu'il est dangereux de faire des efforts pour vomir. La raison en est que le sang se portant avec vélocité au cerveau dans les efforts des vomissemens, on peut être foudroyé par une apoplexie; les personnes ainsi conformées ne sont point en sûreté, en usant des drogues dont j'ai signalé les funestes effets, telles que l'émétique, l'ipécacuanha, les vomi-purgatifs, l'éméto-cathartique, etc... La femme Merlet qui a beaucoup vomi, ne s'est aucunement plainte de mes bols.

14ᵉ *Observation.*

A St.-Paul, mes bols se sont fait une telle réputation par la cure de la femme Merlet, que mademoiselle D.... d'une santé si faible, qu'elle était obligée de prendre à chaque instant, même dans la nuit, des alimens pour se soutenir, atteinte de la fièvre depuis long-temps et perclue de douleurs, ne sachant quel remède prendre pour se purger, donna la préférence à mes bols : elle n'a eu qu'à s'en féliciter.

15ᵉ *Observation.*

Bareau de la Barelière, âgé de 59 ans,

tempérament bilioso-sanguin et nerveux, fort, de la taille de 5 pieds 5 pouces, fut atteint en 1821, d'un catarrhe intense, compliqué d'un point de côté et d'un état bilieux bien prononcé : sa femme, ses voisins, lui proposaient de recourir aux médecins ; quoiqu'il ne méprisât pas leurs conseils, il ne voulait pas en voir. Mais bientôt s'apercevant que son état s'aggravait de jour en jour, et qu'il marchait à sa perte, il me fit demander le huitième jour de sa maladie. Je le trouvai dans son lit, sur son séant, qui respirait difficilement, à cause de sa douleur de côté et des humeurs bilieuses, glaireuses, qui encombraient les poumons et les bronches. Les crachats étaient rares, quoique la toux fût fréquente ; la bouche était amère, et l'appétit nul. Ce malade se trouvait dans une position si critique, que je n'osais rien hasarder ; je me contentai d'ordonner un vésicatoire sur le côté, et de maintenir la tisane pectorale qu'il avait prise jusque là ; le vésicatoire dissipa un peu sa douleur thorachique, mais, comme l'oppression allait toujours croissante, son beau-frère revint me chercher le lendemain, pour le voir de nouveau. Je ne voulus pas y aller, dans la crainte d'être spectateur de son trépas ; je me contentai de donner douze bols, pour lui faire prendre de suite. Son beau-frère se refusait à les emporter, alléguant que le malade était trop faible, qu'il ne le croyait pas dans le cas de supporter une purgation. Je lui répondis qu'il n'y avait que ce moyen qui offrît de l'espoir, qu'il était perdu, s'il ne s'y soumettait pas. Il emporta donc les bols et les lui fit avaler ; la purgation dura trois jours, précipitant au dehors toute espèce de matières acrimonieuses. La convalescence s'est montrée le quatrième jour de sa purgation, treizième jour de la maladie. Le sieur Bareau est parfaitement guéri, et il ne me rencontre pas sans me répeter que c'est cette médecine qui lui a sauvé la vie.

Réflexion.

Je demanderai à mes collègues, qu'auraient fait les sirops, les loks, les potions béchiques, incisives qu'on emploie si souvent en pareille circonstance? Leur action serait venue échouer auprès d'un tel écueil, (cet amas d'humeur). Je dirai même que la confiance aveugle, que l'on a presque toujours dans ces remèdes, est souvent funeste aux malades, et qu'il est préférable de les évacuer.

Pourquoi, me demandera-t-on, n'avez-vous pas purgé de suite le sieur Bareau ? Je répondrai 1° que j'avais été appelé bien tard ; 2° que la maladie avait fait tant de progrès, le malade, en un mot, était dans un si mauvais état, que, hasarder des remèdes en pareil cas, c'est s'exposer à des reproches ; on est accusé d'impéritie si l'on ne réussit pas ; on ne vous tient point compte de vos bonnes intentions : le médecin, dans une circonstance aussi critique, est excusable d'abandonner le malade aux ressources de la nature plutôt que d'exposer sa réputation.

Lecteur, vous voyez que mes bols ont été couronnés de succès ! N'hésitez donc pas à les employer ; vous en tirerez le même bienfait que moi.

Je dois prévenir le public que je n'ai jamais remarqué de super-purgation avec mes bols, quoi qu'ils aient produit quelquefois cinquante à soixante selles dans deux ou trois jours, les malades s'en sont toujours bien trouvés.

16ᵉ *Observation.*

La femme Ageneau, métayère à l'Étang, tempérament bilieux, taille ordinaire, maigre, âgée de soixante-huit ans, était sujette, depuis fort long-temps, à la récidive d'une pleurésie annuelle dont je l'avais guérie plusieurs fois, si bien qu'elle s'en était fait un jeu. Le 28 janvier 1822, elle m'envoya chercher pour la même indisposition : sa sécurité habituelle n'existait plus ; elle ne croyait plus revenir de cette maladie, tant elle se trouvait faible et souffrait de sa douleur de côté et d'un mal de tête. La bouche était amère, la langue nette cependant, quoique aride dans son milieu et tremblottante à la pointe ; appétit nul. Elle avait fréquemment des nausées et des hoquets, qui semblaient être les précurseurs de la mort. Le pouls était petit, serré et irrégulier ; je voulus relever son moral par des consolations, des promesses de guérison. Ah ! monsieur, me dit-elle, tant va la cruche à l'eau qu'enfin elle se brise, c'en est fait de moi ! Quoique le jour fût avancé (il était midi) lorsque j'étais auprès d'elle, je lui fis prendre huit bols, ne voulant pas attendre le lendemain pour agir : la médecine opéra une heure après son introduction dans l'estomac. La femme Ageneau vomit une fois et fit un grand nombre de selles dans son lit; mais pour ne pas la fatiguer, on ne la changea de linge que le soir. Elle se trouva promptement soulagée de sa douleur thorachique, de son mal de tête et du hoquet: la nuit fut calme; et dès le jour suivant, elle prit avec plaisir du bouillon gras et du vin. La convalescence a été courte, et aujourd'hui elle ne parle plus de mourir.

Réflexion.

Si j'avais appliqué, sur le côté sensible de cette femme, un vésicatoire ou tout autre topique actif, ou des sangsues, comme on le pratique ordinairement, qu'en serait-il résulté? que le premier de ces moyens, par son action irritante, aurait exalté les symptômes nerveux, que le second eût affaibli considérablement la malade qui l'était déjà beaucoup, et que la mort s'en serait suivie de près; l'un et l'autre ne convenaient donc pas.

Si au lieu de l'évacuer sur-le-champ; comme je l'ai fait, je me fusse amusé à combattre les symptômes ataxiques par des potions éthérées, la faiblesse eût fait des progrès, et plus tard la femme Ageneau n'aurait pu supporter la purgation.

Il est un principe qu'on ne doit jamais perdre de vue, c'est qu'il faut toujours s'assurer de l'état des splanchniques abdominaux, qu'il est toujours plus ou moins nécessaire d'évacuer au commencement de la maladie; car, sans ces précautions préalables, les effets des médicamens qu'on emploie sont neutralisés par les parties hétérogènes contenues dans les organes abdominaux; ce sont souvent ces matières qui tapissent les parois viscérales, qui, si elles n'occasionnent pas la maladie, du moins l'entretiennent en paralysant les effets de la nature.

Il est donc essentiel d'évacuer les malades; les organes étant dépurés, il n'existe rien qui entrave l'action des remèdes; et l'économie animale, en en percevant facilement les vertus, peut, par une légère crise, rétablir l'équilibre de ses fonctions. On voit presque toujours la fièvre diminuer et une amélioration sensible se faire.

Cependant je ne suis pas tout à fait de l'avis de quelques médecins qui veulent qu'on se purge jusqu'à extinction.

17ᵉ Observation.

Madame Douillard, des Herbiers, âgée

de quarante-huit ans, taille ordinaire,
constitution bilioso-sanguine, avait joui
d'une parfaite santé jusqu'au 29 juillet
1818, époque à laquelle elle fut atteinte
d'une hépatite (inflammation du foie),
qui passa à l'état chronique, ce qui l'avait
fait beaucoup maigrir; je l'ai vue et guérie
sept à huit mois après l'invasion de cette
maladie, quoique les gens de l'art qui
l'avaient traitée avant moi prétendissent
qu'il n'y avait pas d'espoir en elle: elle
est toujours restée maigre. Le 26 décembre 1821, elle fut atteinte, sans cause
connue, dans les parties latérales du
thorax, de douleurs rhumatismales qui
se portaient, tantôt dans l'hypogastre,
tantôt dans les hypocondres, dans l'épigastre, dans toute l'articulation huméro-scapulaire droite, etc.... Comme elle
paraissait beaucoup souffrir, je lui fis
appliquer des sinapismes aux pieds,
comme révulsifs, dont elle éprouva peu
de soulagement. Ces douleurs lui ayant
enlevé l'appétit, et la bouche étant devenue amère, je l'engageai à se purger, quoique la langue parût nette. Ses parens,
ses voisines l'en détournaient, disant que
c'était des gaz qui s'étaient emparés d'elle,
et ils lui conseillaient de prendre le plus
de nourriture qu'elle pourrait, si elle ne

voulait pas voir tout son être envahi par des vents : elle répondait qu'elle ne trouvait rien de bon, que les alimens passaient difficilement, au point qu'il lui semblait avoir toujours dans l'estomac un poids de cent livres. Ces dames lui répliquaient: Ce sont des vents; mangez ce que vous pourrez; prenez des infusions d'anis, de tilleul, etc... (1) Elle fit tout ce qu'on lui dit (tant le commérage a d'empire). Un mois se passa ainsi dans un malaise général, dans des douleurs quelquefois très vives. Il a fallu que madame Douillard eut un exemple aussi frappant dans la personne de la cuisinière Mariette, sa voisine, dont j'ai parlé, page 43, pour se désabuser des contes qu'on lui faisait, et pour se décider à prendre une médecine. Le 27 janvier 1822, elle avala huit bols qui la firent vomir trois fois; à la première, elle rendit, avec un peu de bile, et sans être digérée, la soupe qu'elle avait prise la veille; aux deux autres, une pleine cuvette de bile porracée qui était coa-

----

(1) Quelle est la profession la plus répandue, demandait on un jour? *La médecine.* Pourquoi cela? Parce que tout le monde ordonne.

gulée comme des blancs d'œufs; elle fit dans le jour et le lendemain, trente-trois selles de couleur safran, et ses douleurs disparurent, au grand étonnement de sa famille. Elle eut, le troisième jour, ses menstrues. A leur terminaison, comme l'appétit ne reparaissait pas, et que la bouche était amère, madame Douillard prit de nouveau huit bols qui la firent vomir trois fois de la bile consistante, en flocons et en quantité; elle fit aussi quinze selles bilieuses et entra de suite en convalescence.

Réflexion.

Je dois faire observer que lorsque madame Douillard prit ces bols pour la seconde fois; elle éprouvait, quand elle voulait vomir, dans l'hypocondre droit, non pas des coliques, mais une anxiété qu'elle ne sait comment caractériser; elle ne ressentit rien dans l'exécution des selles.

Quelques personnes m'ont dit aussi avoir senti des tranchées aux premières évacuations alvines, qu'elles ont faites après avoir pris de mes bols : je leur ai demandé quelle en était la consistance; ferme, m'ont-elles répondu.

Je saisis cette occasion pour donner une explication de ce qu'a éprouvé madame Douillard, et des coliques que les personnes ont ressenties, afin qu'on n'accuse pas mes bols de la sensibilité que l'on éprouve quelquefois.

Du moment que les matières, non seulement dures, mais encore inégales et très souvent couvertes d'aspérités, sortent en se détachant du lieu où elles étaient fixées pour se porter au dehors, elles cheminent sur une voie extrêmement mince et délicate (la membrane muqueuse) qu'elles irritent par leurs rugosités ; voilà la cause des coliques que l'on éprouve, cause qui ne gît donc pas dans les bols, mais bien dans la consistance et la forme des matières contenues dans les organes.

Il en est autrement avec les drogues que j'ai signalées, on reconnaît toujours leur présence, qu'elles produisent des évacuations fermes ou liquides.

Je n'ai point vu ce qu'a vomi madame Douillard à sa seconde médecine ; mais d'après le rapport qu'elle m'en a fait, je suppose que ce sont des concrétions biliaires. Je puis dire que c'est un phénomène rare, non d'en avoir vu, au contraire, j'en ai rencontré très souvent et en grand nombre dans la vésicule biliaire des cadavres que j'ai disséqués ; mais d'avoir connaissance qu'on en ait rendu par les vomissemens. Ce phénomène me surprend moins chez madame Douillard, qui a eu long-temps le foie fortement hypothéqué, (affection), hypothèque qui devait en effet changer la nature de la bile, que chez un sujet qui aurait toujours eu l'o. _ ne hépatique sain et en bon état.

Qu'on se rappelle ce que j'ai dit en parlant des apoplexies occasionnées par indigestion, et qu'on réfléchisse sur la position maladive de madame Douillard, on verra qu'outre qu'elle souffrait considérablement de douleurs rhumatismales, elle a été, pendant un mois, dans un état continuel d'indigestion. Contestera-t-on l'avantage de mes bols sur l'émétique dans ces maladies ? non, sans doute ; vous les voyez franchir cette masse (la soupe) qu'ils font rendre avec beaucoup de bile de diverses couleurs et consistances, tant par le haut que par le bas, et sans fatiguer sensiblement le malade.

Voici deux observations recueillies de personnes qui ont éprouvé des coliques en usant de mes bols.

18e *Observation.*

Madame A...., des Herbiers, âgée de cinquante et quelques années, d'un tempérament bilioso-nerveux, ayant ouï parler des bons effets de mes bols, vint m'en demander dans les premiers jours de mai 1822, en me disant qu'elle était lasse de souffrir et qu'elle voulait absolument en prendre, dût-elle en mourir; qu'il y avait assez long-temps qu'elle souffrait, et qu'elle voulait mettre un terme à ses douleurs. Madame A..... était atteinte, depuis huit à dix mois, d'une diarrhée bilieuse qui lui occasionnait les tranchées les plus vives, et contre laquelle elle avait employé dans le principe les évacuans d'usage, tels que l'ipécacuanha, la manne, le séné, etc.... ensuite le petit-lait, l'eau de veau, celle de ris, dans laquelle on faisait bouillir un morceau de cannelle ou qu'on coupait avec du vin rouge de Bordeaux. Elle prenait, en petite quantité, une nourriture succulente et un vin généreux, et usait modérément d'un exercice, tantôt à pied, tantôt à cheval; son dévoiement avait toujours continué malgré ces moyens assez bien combinés : elle se sentait un si grand délabrement d'estomac, qu'elle était obligée, pour se soutenir, de prendre des alimens d'instant en instant ; le tout avait toujours été sans fruit. Cette dame me paraissant épuisée par sa diarrhée, je lui donnai six bols ; une demi-heure après les avoir pris, elle ressentit des tranchées si vives, qu'elle se roulait dans son appartement. Que croira-t-on qu'elle ait rendu ?....... Des matières noires, grumelées, ressemblant à des charbons un peu écrasés ; en un mot, de la bile cuite et en grande quantité ; elle fit sept à huit selles de cette nature, et se trouva promptement soulagée. Depuis ces évacuations, la santé de madame A..... a toujours été en s'améliorant.

19e *Observation.*

M. P....., des Herbiers, tempérament lymphatico-sanguin, âgé de quarante-six ans, ayant perdu l'appétit, et desirant se purger, s'y était préparé plusieurs jours d'avance en prenant du petit-lait : il s'y croyait d'autant mieux disposé, qu'il le rendait presque comme il le prenait.

Je lui donnai douze bols ; une heure après leur présence dans l'estomac, il ressentit dans l'abdomen des coliques assez vives, et rendit par le bas et en abondance des matières volumineuses, et dès l'instant il se trouva mieux.

Réflexion.

M. P..., fut comme madame A...., on ne peut plus étonné d'avoir fait des excrémens aussi fermes, lui qui avait rendu le petit-lait comme il le prenait.

Il paraît que le petit-lait s'était pratiqué une issue à travers les matières alvines, et qu'il sortait ainsi sans les délayer, sans les entraîner au dehors, tant elles étaient fixées aux intestins.

Il est donc bien évident que c'est le détachement et le passage de ces matières dures, inégales sur la muqueuse intestinale, qui ont occasionné les coliques que ces personnes ont ressenties.

20ᵉ Observation.

Le 11 février 1822, les secours de la médecine furent réclamés par madame veuve Bregeon, à la Pâte, âgée de 58 ans, d'une constitution bilieuse, grande, buste bien développé. Arrivé auprès d'elle, je reconnus une pleuro-pneumonie qui tendait à l'adynamie, avec les symptômes suivans : toux, expulsion de sang d'un rouge obscur, oppression, voix plaintive et souterraine, fortes douleurs sus-orbitaires, teint violacé et jaunâtre, traits chagrinés, yeux mornes et qui semblaient s'enfoncer dans leurs orbites ; langue un peu tremblottante, couverte au milieu d'un limon épais, glaireux et bilieux ; ses bords secs et brunâtres ; bouche amère, point d'appétit ni soif, envie de vomir ; pouls variable, tantôt petit, dur et accéléré, tantôt plein, mou et lent ; abdomen souple ; urines jaunes, chargées ; excrémens de consistance ordinaire. Comme je l'avais guérie un an auparavant d'une pneumonie intense, compliquée, d'un fort point de côté que j'avais combattu avantageusement par l'application de plusieurs sangsues, elle voulait également s'en servir cette fois. Je lui fis observer que les deux maladies étaient bien différentes ; que dans celle de l'année précédente, elle crachait du sang d'un rouge vif ; mais qu'aujourd'hui celui qu'elle rendait est noirâtre, d'un vilain aspect, ce qui annonçait la dissolution de l'être. Je lui appliquai donc sur le côté sensible un cataplasme de moutarde, qui détermina des phlyctênes, et la douleur thorachique

disparut. Jugeant que les organes inté-
rieurs étaient tapissés de matières impures, ce qui les eût empêchés de sentir l'impression des remèdes que je leur
aurais présentés, je me décidai à lui faire
prendre huit bols ; mon attente fut cou-
ronnée d'un plein succès, elle vomit
une fois et fit au moins quarante selles
purement bilieuses, et rendit par la bouche un long et gros ver. Le surlendemain
de cette copieuse purgation, quatrième
jour de sa maladie, je la purgeai de
nouveau avec six bols, parce qu'elle se
trouvait encore la bouche amère; elle
évacua deux fois par le haut et onze fois
par le bas, c'était encore de la bile. Les
organes ainsi débarrassés, devaient éprouver facilement l'action des remèdes, ce
qui arriva en effet : je prescrivis pour
relever les forces de la malade, une potion pectorale, avec l'acétate d'ammo-
niac, dont elle prenait une cuillerée
d'heure en heure, de l'eau vineuse qu'elle
réchauffait dans sa bouche avant de l'avaler, et comme elle se la trouvait sèche,
aride, elle se l'humectait par ce moyen;
elle prenait aussi quelques cuillerées de
vin pur, et alternativement de la tisane
d'althœa et des consommés. L'expectoration s'établit librement, les crachemens

sanguinolens, de rouillés qu'ils étaient, s'éclaircirent, devinrent muqueux, blancs et bien formés. La convalescence s'ouvrit le septième jour, et madame Bregeon reprit ses forces en peu de temps.

Réflexion.

Comme vous venez de le voir, cette dame était dans une position critique, elle avait aussi grandement besoin d'être évacuée, mais doucement, sans fatigue, et pour cela il fallait un remède doux, approprié à son état de faiblesse ; mes bols ont rempli ces conditions.

Si on avait usé de drogues violentes, elle serait tombée dans des faiblesses, qui auraient ôté tout espoir de la sauver ; si son corps n'avait pas été nettoyé, tous les remèdes qu'elle eût pris n'auraient produit aucun bien. La maladie aurait fait des progrès, et la mort s'en serait inévitablement suivie.

Madame Bregeon ne pouvait croire qu'elle eût contracté cette maladie la veille, en allant doucement à pied, à la messe à un quart de lieu de chez elle et en revenant de même. Le matin l'atmosphère était chaude et sèche, le soir au retour elle était devenue froide et un peu pluvieuse; madame Bregeon, quoique ses vêtemens fussent peu imprégnés d'humidité, en changea en arrivant chez elle, mais il était trop tard, le coup était porté : la maladie éclata la nuit.

Vous savez ce que j'ai dit dans mon raisonnement médical, sur les péripneumonies, (fluxions de poitrine), page 58, que ces maladies laissent une altération profonde dans les splanchniques thorachiques ; qu'on devient de plus en plus sensible à l'impression des corps qui nous environnent, et qu'elles finissent toujours par prendre un caractère adynamique (putride). C'est ce qu'on vient de voir chez cette dame.

21ª *Observation.*

M. Tapon, marchand à Réaumur, âgé de 48 ans, taille ordinaire, maigre, avait depuis quinze jours la fièvre toutes les nuits, avec perte d'appétit; il prit pour se purger un demi-gros de jalap, il évacua peu, et fut beaucoup fatigué. Le jalap lui avait laissé dans l'estomac une chaleur fort incommode; il éprouvait en outre un malaise général, et la fièvre était toujours la même. Il était obligé de faire un voyage pressant pour ses inté-

rêts commerciaux, et il n'osait l'entre-
prendre de peur de tomber plus malade
en route; ce qui l'ennuyait beaucoup.
Témoin des bons effets de mes bols, sur
Pierre Crémois, son domestique, qui
venait d'être guéri d'une fièvre violente
et opiniâtre, il se décida à en prendre
huit, qui lui procurèrent une douzaine
d'évacuations alvines, et qui mirent fin à
sa fièvre; son malaise, sa chaleur d'estomac, qu'on pouvait regarder comme
une gastrite, disparurent, et M. T. fit
de suite son voyage avec plaisir.

Réflexion.

Combien de praticiens eussent appliqué des sangsues sur l'épigastre de ce
malade, et par ce moyen auraient déterminé un affaiblissement qui eût encore
retardé le voyage de M. Tapon.

Je me permettrai de dire en passant,
que c'est une calamité aujourd'hui que
l'usage des sangsues: je sais qu'elles conviennent dans bien des circonstances,
mais aussi, on en abuse fortement. Je
les ai employées en grand nombre sur
deux maçons, (Chauvet et Mesnard,)
qui avaient été meurtris, écrasés par l'é-

boulement d'une cave (1), le 14 décembre 1820. Mais aujourd'hui, on ne se sert que de sangsues, et partout on ne voit que sangsues : pour une simple indisposition, on vous tire jusqu'à la dernière goute de sang (2) et les poumons privés en grande partie de leur nourriture (le sang) tombent dans l'inertie; vous restez long-temps pâle, pour ne pas dire toujours, sans force; vous êtes plus sensible à l'impression des corps extérieurs : aussi les pleurésies , les catarrhes, les pneumonies, (fleuxions de poitrine.) S'emparent facilement de vous : on vous guérit en apparence , mais peu d'années après, vous passez à la phtisie pulmonaire, je veux dire que vous devenez poitrinaire. Vous êtes fort étonné d'être dans un si mauvais état, vous ne savez à quoi l'attribuer; pensez aux applications réitérées de sangsues, que l'on vous a faites, et vous trouverez en ellés la cause du mau-

____

(1) Ces deux maçons sont, depuis ce temps, parfaitement rétablis et jouissent de toutes leurs facultés.

(2) On vous dira que le sang se régénère : comment peut-il se régénérer, quand on vous tient à l'eau chaude et à la diète ?

vais état de votre situation. J'ai déjà des preuves de ce que j'avance , et si les chauds partisans de ce systême ne se modèrent pas, les exemples en deviendront bien plus multipliés: l'avenir nous l'apprendra encore plus.

22e Observation.

A l'hôtel d'Aligre, rue Saint-Honoré, n°. 123, mes bols s'étaient fait une si grande réputation par les différentes cures qu'ils y avaient opérées, que M. Presle, employé au palais de justice, et demeurant au susdit hôtel, me fit appeler pour me demander mon avis sur l'usage qu'il était dans l'intention de faire de mes bols, quoique ses médecins (il en avait deux) lui eussent expressément défendu de prendre aucun purgatif.

M. Presle, de la taille de cinq pieds un pouce, âgé de 54 ans, d'une constitution nerveuse, sanguine, sèche et un peu mince, asthmatique dès l'âge de vingt ans, à la suite d'un rhume négligé.

Voici ce que me présenta son état : il était atteint d'un catarrhe bilieux et compliqué d'adymanie, (fièvre putride) le pouls me parut petit, mou et accéléré; les yeux et la figure présentaient une

teinte jaunâtre, douleurs sus-orbitaires;
la langue était couverte d'un limon épais,
bilieux et glaireux sur ses bords, sèche
et noirâtre dans son milieu, point d'ap-
petit ni soif; toux fréquente, suivie de
l'expulsion de quelques crachats épais
et un peu jaunes, respiration gênée, abdomen souple; hypogastre (bas-ventre)
sensible à la compression; urines rares
et déposant un sédiment briqueté, selles
ordinaires, la peau du corps était molasse
aride et un peu plus chaude que dans l'état
naturel, affaissement général. Il était
dans cette fâcheuse position depuis un
mois et se voyait journellement affaiblir,
lorsque je lui fis ma première visite le
14 Juillet 1822 , comptant plutôt sur une
fin prochaine, que sur le rétablissement
de sa santé.

Il n'avait usé jusque là que de Loks,
d'infusion de violettes, édulcorées avec un
sirop pectoral, de bouillons légers, de lavemens à la graine de lin et à la tête de pavots.

Comme il y avait déjà plusieurs jours que
ses médecins habituels n'étaient venus le
voir, il jugea qu'ils l'avaient abandonné et
qu'il était sans ressources , il se désespé-
rait , et sa famille était dans les alarmes.

Que faire dans une circonstance aussi
périlleuse, et à un si mauvais sujet! Com-

me les symptômes bilieux étaient fortement prononcés, que je jugeais les organes abdominaux encombrés de matières de toute nature; et me rappelant le
succès que j'avais obtenu de l'emploi de
mes bols sur le sieur Bareau, page 61,
qui avait été atteint d'une maladie à peu-
près semblable, je n'hésitai pas à en donner dix à M. Presle, qui les prit le lendemain matin à cinq heures. Ces bols lui
firent rendre par le haut et par le bas,
une quantité considérable de bile et
autres matières; je lui permis de prendre dans le jour même pour soutenir ses
forces, quelques cuillerées de bons consommés et de vin généreux; il savoura
cette nourriture; deux jours après cette
copieuse purgation, le 18, les forces ne
paraissant pas revenir, il avala de nouveau huit bols, qui ne lui firent pas
moins d'effet que les premiers, mais
seulement par le bas. Le 25, n'étant pas
plus satisfait sur le retour de ses forces,
et présumant bien que cela tenait à quelque reste de parties hétérogènes dans
les viscères abdominaux, je me décidai
à lui administrer encore huit bols. La
sortie de beaucoup de matières alvines,
le retour de l'appétit et par suite des
forces et de la santé, en furent le résultat,

dans l'espace d'un mois à dater de ma première visite.

Toutes ces évacuations se sont faites sans douleur ni fatigue ; le malade n'en avait pas besoin, il était déjà assez affaibli par la longueur de la maladie ; lorsque je le vis le 14 Juillet.

Réflexion.

Actuellement, je demanderai à ses médecins pourquoi ils avaient expressément défendu à M. Presle de prendre aucun purgatif? 1° C'était sans doute dans la crainte d'augmenter sa faiblesse et, par suite, de le plonger dans la tombe ; 2° d'aggraver la sensibilité de l'hypogastre. Mais n'arrivait-il pas à grand pas dans la tombe, avec les locks, les infusions de violettes et les lavemens à la graine de lin et de têtes de pavots, dont il usait journellement depuis un mois ? que pouvaient faire de si faibles moyens contre un fleuve de bile, de glaires, de mucosités ; contre une masse de matières hétérogènes, qui inondaient, qui envahissaient son être? que du mal, en aggravant la faiblesse, en accumulant les humeurs, et en tenant le malade dans une aveugle confiance de leurs vertus.

Comment aggraver la sensibilité des organes par l'emploi des purgatifs, quand elle tient à la présence de matières dans leurs tissus ou cavités; quand elle est développée, entretenue et augmentée par elles? en aucune manière. Leur expulsion rétablit au contraire promptement, dans l'économie, l'équilibre qui a été rompu par leur turgescence (surabondance d'humeurs): c'est ce qu'on vient de voir dans M. Presle.

Je borne là le nombre de mes observations; il est entièrement inutile de les multiplier pour faire ressortir les avantages que mes bols ont sur les autres purgatifs: ils sont assez connus. D'ailleurs la meilleure preuve qu'on puisse en avoir, c'est d'en user, et par ce moyen on pourra juger de leur efficacité, et de la supériorité, qu'ils présentent sur les autres remèdes de la même nature. (1)

Le gouvernement, en adoptant mon remède pour le service des hopitaux et des ambulances à la suite des armées,

---

(1) Depuis le mois d'août 1822, que j'ai fait imprimer la première édition de cet ouvrage,

trouvera dans ma découverte plus des trois quarts d'économie: 1°. Parce qu'il faudra moins d'employés de toutes classes ; 2°. Parce qu'il faudra une bien moindre quantité de drogues pour le traitement des malades; 3°. Parce que ces bols sont plus portatifs et qu'ils peuvent se conserver plusieurs années en les tenant dans un lieu sec, 4°. Parce que bien loin d'aggraver les maladies, ils les dispissent au contraire très proprement.

Observations communiquées par plusieurs médecins, sur l'efficacité de mes bols lénitifs.

Du Bouper, 28 février 1822.

Mon cher collègue et ami,

Voici les observations que j'ai faites

---

la réputation de mes bols s'est tellement accrue, qu'ils sont connus dans toute la France; que partout on se trouve bien de leur usage, et que j'en reçois journellement des félicitations. Moi-

jusqu'à présent sur l'emploi de vos bols.

Une femme de 33 ans environ, tempérament lymphatique assez prononcé, sensibilité nerveuse développée, mère de trois enfans, fut atteinte d'une fièvre quarte, dans le courant du mois d'août dernier; ce ne fut que deux mois après l'invasion de cette maladie, que voyant son état empirer, elle réclama les secours de la médecine. Outre la fièvre quarte, dont les accès se renouvelaient périodiquement et avec violence, tous les trois jours, je trouvai une altération bien prononcée sur les viscères abdominaux, (le foie et la rate.) En outre, un épanchement d'eau dans la capacité du bas ventre, joint à une infiltration générale des jambes et des cuisses, avec bouffissure au visage. Dans cette fâcheuse circonstance, le premier objet à remplir semblait être d'arrêter d'abord le cours de la fièvre, seule cause de tous les désordres dont j'étais témoin, ce que j'obtins assez facilement par l'administration

---

même, j'en retire continuellement de grands avantages dans ma pratique.

du quinquina, précédé des évacuations
que réclamait l'état des premières voies;
et de préparer en même temps le systême
gastrique à recevoir l'impression de ce
fébrifuge par excellence. La fièvre passée, les moyens d'en prévenir le retour
à la semaine paroxistique, employés, je
crus devoir diriger mes vues sur l'é-
panchement du bas ventre, et l'infiltration cellulaire des extrémités abdominales, qui n'étaient qu'une suite de la
collection d'eau dans cette capacité. Sans
perdre de vue les avantages de tout le
système des forces vitales, je crus devoir
aussi recourir à des moyens qui pouvaient avoir une action directe, sur le
système des voies urinaires. Je mis, en
conséquence, la malade à l'usage des
boissons diurétiques différemment modifiées, du vin scillitique, et de quelques
poudres stomachiques. Par l'usage de ce
genre de médication, les forces s'amélio-
rèrent sensiblement, mais l'épanchement
du bas ventre, sans faire de progrès,
ne diminuait pas, quoique les urines
coulassent plus abondamment que de
coutume; il y avait déja un certain
temps que la fièvre était passée, je ne
craignais plus alors la semaine paroxistique, que j'avais laissée par derrière:

4

je fis usage de vos bols purgatifs qui produisirent des évacuations abondan- tes de sérosités teintes d'une couleur jaunâtre ; le ventre en éprouva une di- minution sensible, deux jours après, j'en répétai l'administration, dont les effets furent aussi avantageux ; enfin en raison du succès que je semblais obtenir de ce moyen , j'en usai ainsi jusqu'à cinq fois différentes. Les accidens diminuèrent sensiblement, les urines avaient repris leur cours abondamment, l'épanchement n'était plus sensible au toucher ; au bout de trois semaines, l'infiltration des jam- bes et de la figure avait disparu. Je fortifiai continuellement la nature par quelques toniques apropriés, par l'exercice autant que la malade pouvait en prendre, par des frictions sèches sur les différentes parties du corps, un régime analeptique, en un mot par tous les auxiliaires qui peuvent concourir avantageusement au but proposé. Avec ces moyens différem- ment combinés, la malade a recouvré une santé, qui, pour se consolider, a en- core besoin du concours de la belle sai- son prochaine.

Sans vouloir accorder tout le succès de cette cure aux bols purgatifs, on ne peut cependant se dissimuler la grande

part qu'ils y ont eue, et on ne peut qu'en
courager leur administration dans une
semblable circonstance.

La seconde observation, est d'un enfant de deux ans, d'une assez bonne
constitution. Pour changer une direction
vicieuse de la lymphe vers la tête, je lui
fis prendre un bol lénitif, il produisit
deux à trois vomissemens, sans le fatiguer et autant d'évacuations alvines parmi lesquelles se trouva un ver lombric.

La troisième, est un enfant de six
ans; atteint d'une fièvre catarrhale gastrique, je lui fis prendre trois bols qui
ne produisirent aucun effet; la fièvre ne
laissa pas cependant de se dissiper.

Au moment ou je vous écris, j'en ai
administré à plusieurs autres, sur lesquels je me propose de faire quelques
observations. On peut dire en général,
qu'ils ne produisent pas un grand mal
aise, ni une forte anxiété sur le système
gastrique pendant leur effet.

Je vous salue de cœur, etc.

J. MERLET.

P. S. Depuis que j'avais signé ma
lettre, j'ai eu occasion d'administrer de

vos bols à plusieurs personnes chez lesquelles, ils ont produit leur effet purgatif d'une manière avantageuse, et sans
fatiguer sensiblement les malades.

M.

Montaigu, le 12 avril, 1822.

Mon ami,

La lettre que tu m'as fait passer, pour
un des médecins de cette ville, lui a été
remise, le jour même qu'elle m'est par-
venue. A cette époque il n'avait point encore fait usage de tes bols, je l'ai su, par
madame veuve Pineau, à qui tu en as
donné pendant ton séjour ici; elle s'en
est parfaitement trouvée, elle a vomi
deux fois, rendu un ou deux vers, et
a été quatorze ou quinze fois à la selle
très copieusement; enfin de souffrante
et languissante qu'elle était depuis plus
de six mois, elle se porte actuellement
très bien. Il est à remarquer, que le remède a fait tant de choses sans que la
malade se soit préparée, et quoiqu'elle
ait peu bu, le jour qu'elle l'a pris.

La femme de Gendreau, sabotier, voisine de la dame veuve Pineau, était malade depuis long-temps, et à peu près dans le même état qu'était cette dernière; elle a pris avant hier dix de tes bols qui ont fait des merveilles, elle a vomi une fois sans effort, rendu un très gros et long ver et de la bile en grande quantité, et tellement épaisse, qu'on l'aurait coupée avec un couteau; le lendemain elle allait encore à la selle.

Moi, j'en ai pris vingt dans deux jours de suite, je n'ai point vomi, ni rendu de vers, mais j'ai été bien des fois à la selle.

Ma domestique qui depuis long-temps avait des tournoiemens de tête et des douleurs dans toutes les parties du corps, en a pris, et tout a disparu.

Enfin, son fils, jeune homme de 16 ans, apprenti cordonnier, avait été obligé de cesser son travail, par suite de maladie; il était devenu maigre, son teint était pâle et livide, son estomac ne pouvait rien supporter; le peu qu'il prenait était à l'instant rendu. On le traite pour poitrinaire; je lui ai donné huit de tes bols, il a vomi, rendu des vers, etc... Dès le surlendemain, il a repris son travail; il mange bien; son estomac fait bien ses fonctions.

Voici, mon ami, les observations que j'ai recueillies jusqu'à ce jour, sur les effets de tes bols.

CHARRIER, Notaire.

Bazoges, le 29 avril 1822.

Monsieur et ami,

J'ai deux observations à vous communiquer sur l'effet de vos bols. Je les ai administrés au nombre de sept, à un jeune homme, âgé de dix huit ans, atteint depuis long-temps d'une anasarque, avec un léger épanchement dans l'abdomen ; ce jeune homme est d'une très faible complexion, et son état de langueur, qui dure depuis long-temps, l'a jeté dans la plus grande faiblesse; une demie heure après avoir pris ces bols, il a ressenti de la chaleur à l'estomac, sans envie de vomir; bientôt quelques borborygmes se sont fait sentir, et ont entrainé cinq à six selles copieuses. On a remarqué dans la première une pelote de dix vers lombrics: dans une autre sept, et dans le restant de la journée, il en a rendu quatre autres. Il n'a eu aucun vomissement, pas même de nausées; le lendemain il se trouvait un peu mieux. Je continue à le voir, mais c'est un si mauvais sujet, qu'il n'y a guères de guérison à espérer, malgré les bons effets de vos bols.

Je les ai donnés, au nombre de neuf, à un homme de trente six ans, atteint depuis sept à huit jours d'une colique bilieuse; il m'a fait dire qu'il n'avait jamais été si bien purgé; et sans augmentation de coliques, il n'a eu que deux vomissemens ; dès le lendemain il a repris ses travaux et son appétit est revenu comme à l'ordinaire.

Voilà, monsieur et confrère, tout ce que j'ai à vous dire de satisfaisant sur votre heureuse composition; j'attends tous les jours le cas convenable, pour en faire l'application.

Votre dévoué serviteur et ami,

Alex... Dupairray.

Pouzauges, le 10 avril 1822.

Mon cher collègue et ami,

J'ai employé vos bols sur six individus de différens âges; ils m'ont réussi au gré de mes desirs, en purgeant de la manière la plus douce et avec abondance; et certes, mon intention est bien de les employer à l'avenir, parce que je crois que, dans bien des cas, ils auront l'avantage sur nos potions purgatives ordinaires, *médecines douces*.

Quant à la propriété vomitive que vous leur accordez, ma confiance n'est pas la même, je ne l'ai pas encore reconnue; mon doute est grand à cet égard, et même de difficile explication pour moi; l'expérience seule pourra me convaincre; attendons et nous jugerons.

Votre tout dévoué, etc.,

Rox, Chirurgien.

Aux Essarts, le 9 mars 1822.

Monsieur et ami,

Déjà j'ai employé vos bols sur plusieurs personnes, avec des résultats un peu variés, il est vrai ; ce que j'attribue à la différence des tempéramens et des maladies : et voici ce qu'en somme, je pense de leur action.

Je prends pour sujet un individu dans la force de l'âge, et doué d'une bonne constitution ; chez un semblable sujet, vos bols administrés à faible dose, au nombre de 6 ou 7, par exemple, ne produisent qu'un effet peu sensible. Pour bien apprécier toute l'étendue de leur action, il faut au moins en porter la dose jusqu'à 10 ou 12 ; alors la scène change, et l'on voit tout à coup, le malade faire plusieurs selles assez précipitées, quoique peu douloureuses ; éprouver en même temps des nausées, et parfois, vomir abondamment. Ils agissent jusqu'ici comme tous les éméto-cathartiques, et voici en quoi ils en diffèrent et doivent leur être préférés : les malades auxquels on les a administrés, tombent dans une abondante diaphorèse (transpiration) occasionnée par la secousse qu'ils impriment à l'économie, et qui les rend propres à combattre les affections rhumatismales chroniques, contre lesquelles je les ai employés avec beaucoup de succès.

Agréez, Monsieur et confrère, l'assurance, etc.

Jaud, D. M. P.

Fontenay, le 10 juin 1822.

Monsieur et ami,

Vous me demandez quels effets produisent vos bols ; je vous répondrai que tous ceux, qui, dans ce pays, en ont pris, s'en sont trouvés parfaitement bien. Ils disent qu'ils n'ont éprouvé aucun dégoût, en usant de votre remède ; qu'il ne les a pas fatigués et que leur fièvre a disparu. Vous me demandez, en outre, comment est la santé de la bonne femme Buord, et de madame Begaud ; l'une et l'autre sont parfaitement guéries ; elles ont vomi chacune deux ou trois fois, et été par le bas, dix-huit à vingt fois.

Boidet, qui était hier à la maison, pour enlever mes effets, m'a dit que du côté des Herbiers, la réputation que vos bols s'étaient acquise par leurs bons effets, faisait des progrès rapides.

Voilà à peu près, Monsieur, tout ce que je puis vous dire à ce sujet.

Votre très dévoué, etc

BEGAUD,

Réaumur, 12 juin 1822.

Monsieur et ami,

J'ai vu beaucoup de personnes, à qui vous avez distribué de vos bols, avant votre départ; ils font partout un effet merveilleux, et pour mon compte, je m'en trouve abmirablement. Ceux qui ont besoin d'être évacués, le sont abondamment. A-t-on besoin de vomir ? on vomit. Ces bols sont un remède qu'on emploie journellement; il y a beaucoup de facilité à les prendre; ils n'ont aucun mauvais goût; on avale cela comme des fraises. Ils détruisent et font rendre les vers, coupent toutes les fièvres, rendent l'appétit perdu , et la santé qui était chancelante; à leur application les coliques disparaissent et même de très grands maux de dents; je ne finirais pas, si je vous racontais tout le bien que ces bols ont fait: il va venir un moment où vous ne pourrez en fournir assez, car leur réputation s'accroît de jour en jour, et avec une grande célérité : c'est dans ce pays-ci, un remède tout à fait à la mode, et on n'en emploie plus d'autres, tant qu'on peut se procurer vos bols. C'est une précieuse découverte , pour soulager la pauvre humanité.

Votre ami, etc,

Aude , Notaire.

Les Herbiers , le 20 avril 1822.

Monsieur et confrère ,

Vous me demandez quelles sont les observations que j'ai faites, sur l'effet des bols que vous m'avez donnés; les

voici : j'ai eu occasion de les employer,
sur six de mes malades ; le premier était
atteint d'une pleurodynie ; comme il y
avait beaucoup de chaleur à la peau, que
ces douleurs de côté étaient très vives,
et le pouls dur, je crus devoir lui faire
appliquer quinze sangsues sur le côté ;
ce qui lui fit beaucoup de bien, en lui
enlevant entièrement ses douleurs. La
fièvre continuant, et la bouche étant
amère, pâteuse, et la langue très chargée,
je lui fis prendre dès le lendemain dix
de vos bols, qui produisirent un bon
effet ; le malade vomit deux fois, rendit
quatre vers par la bouche, et une quantité prodigieuse de bile, tant par le haut
que par le bas, ce qui le mit à même
de vaquer à ses travaux ordinaires, dès
le surlendemain.

Le second sujet est une fille de 15
ans, qui, depuis 3 ou 4 mois, avait une
fièvre intermittente bilieuse. Ayant en-
tendu parler de l'effet de vos bols, elle
me dit qu'elle en voulait, et qu'elle ne
prendrait rien autre chose. Je lui en
donnai 6, qui la firent vomir une fois,
et produisirent dix à douze selles, très
copieuses, dans lesquelles elle rendit plusieurs vers. Lorsque je retournai la voir,

elle me dit qu'elle ne voulait rien prendre et qu'elle était guérie.

Le troisième sujet, est un homme
d'environ 5o ans , d'un fort tempérament, ayant une fièvre quotidienne, se
plaignant de violens maux de tête, depuis
huit ou dix jours; il avait la langue sabur-
rale et se sentait des envies de vomir,
chaque fois que la fièvre augmentait; je
lui donnai neuf bols, qui le firent vomir une fois seulement, mais en grande
quantité, et de la bile extraordinairement
épaisse; il fut trois ou quatre fois par le
bas, rendit encore beaucoup de bile , et
une pelote de vers , qui en contenait plus
de 15o.

Le quatrième est une fille de 24 ans ,
d'un tempérament fort et robuste ;
ayant une maladie cutanée; après l'avoir
préparée pendant deux ou trois jours,
avec le petit lait et le bouillon aux herbes,
je lui donnai dix bols, qui ne produisirent aucun effet.

Les deux derniers sujets sont M. T....
et son fils, qui, comme le deuxième malade, ont voulu prendre de vos bols, d'a-
près leur renommée. J'en ai donné dix à
l'un, et huit à l'autre; ils ont produit des
évacuations fort abondantes, tant par le

haut que par le bas, et ont fait rendre dix vers à l'un, et trois à l'autre.

Il parait que, outre leur vertu purgative, ils ont encore celle d'être vermifuge et fébrifuge. Je pense qu'à toutes les fois qu'il n'y aura pas de contre-indication pour empêcher d'évacuer abondamment, ils produiront toujours un bon effet. Voilà, monsieur et ami, les remarques que j'ai faites sur l'application de vos bols.

LETELLIER.

P. S. J'oubliais de vous dire que mon épouse, les trouvant plus agréables à prendre qu'une médecine noire, en a pris huit, qui lui ont fait beaucoup de bien en lui faisant rendre quantité de bile jeaune et verte, et un ver de dix-huit pouces de long.

L.

Mortagne, 5 mai 1822.

Monsieur et collègue,

J'ai fait prendre de vos bols à plusieurs

personnes, hommes, femmes, enfans; je
les ai donnés avec le succès que je m'en
promettais; une fois seulement, ils ont
procuré un ou deux vomissemens; mais
leur propriété purgative me paraît bien
plus marquée. Les malades ont quelque
fois rendu des vers. Je pense que toutes
les fois que des symptômes gastriques
existent, toutes les fois que des catharti-
ques, ou même des éméto-cathartiques
sont indiqués, on peut, avec assurance,
employer vos bols, surtout quand les
symptômes inflammatoires d'une phleg-
masie locale aiguë ne prédominent pas. Je
n'en ai point donné plus d'une douzaine,
pour la dose d'un purgatif, et il n'y a
jamais eu de super-purgation.

Voilà, monsieur, le témoignage que
je rends, avec plaisir, à la vérité, et je
crois que ces bols peuvent remplacer,
avec avantage, tout autre cathartique,
dans des cas analogues d'indication à
purger.

J'ai l'honneur d'être, etc.,

HULLIN, D. M. M.,

Maire de Mortagne, etc., etc.

Divers paragraphes extraits de l'ou-
vrage de M. le docteur LESAGE, *mé-*
decin à Versailles.

De tous les médecins qui ont écrit
contre la doctrine du docteur Broussais,
M. Lesage est celui qui s'élève avec le
plus de force contre le système de ce
docteur. Voici le titre de son ouvrage :
Danger et absurdité de la doctrine
physiologique du docteur Broussais.
Je me plais à citer ici plusieurs pas-
sages de cet intéressant et lumineux ouvrage, qui a été imprimé cette année.

M. le docteur Lesage signale, comme
moi, l'abus que l'on fait des sangsues ; il
reconnaît le grand avantage que l'on retire de l'emploi des évacuans dans le début de presque toutes les maladies.

On ne saurait trop méditer son ouvrage : j'en recommande la lecture à
tous ceux qui desirent conserver leur
santé.

M. Broussais, armé de sangsues pour
détruire ses éternelles irritations, et M.
Leroy combattant avec ses purgatifs et ses
vomi-purgatifs, les humeurs peccantes,
qui, selon lui, sont toujours la cause de
toutes les maladies : M. Leroy aurait la

raison en sa faveur, si son système n'é-
tait pas outré et exclusif. De ces deux anta-
gonistes, l'un ne veut traiter qu'avec les
sangsues, et l'autre ne connaît que les
purgatifs. C'est ainsi que l'on se joue des
hommes, c'est par de telles divagations
que l'on parvient à se faire un nom;
mais une célébrité acquise à un tel prix
ne peut être durable.

La plupart des malades ont succombé
à ce traitement meurtrier (les sangsues).
Ceux qui en ont réchappé ont eu de la peine
à recouvrer des forces que les émissions
sanguines outrées leur ont fait perdre
pour long-temps. Pourquoi la triste humanité sert-elle de voile à l'ambition?
Jusqu'à quand abusera-t-on de la crédu-
lité des uns et de la bonne foi des autres? Un système aussi erronné dans sa
théorie que meurtrier dans sa pratique,
décoré par le docteur Broussais du titre
pompeux de doctrine physiologique,
fixe en ce moment l'attention des médecins français. Nier les efforts salutaires
de la nature dans la terminaison critique des maladies ; substituer, à une
expectation sage et prudente, une marche
toute contraire; à un traitement raisonné,
fondé sur la nature et le caractère des
maladies, un traitement perturbateur,

intempestif, plus propre à aggraver ou dénaturer le mal qu'à l'arrêter dans son principe. M. Broussais emploie indifféremment les sangsues en quantité, et l'eau gommée : voilà à quoi se réduit sa thérapeutique. Cinquante, soixante sangsues sont peu pour ce médecin; et lorsque le nombre n'est pas porté à deux ou trois cents, le traitement est imparfait.

Je suis bien éloigné de rejeter les sangsues ni la saignée; je regarde, au contraire, leur emploi comme un moyen passablement curatif dans une foule de circonstances.

Les anciens médecins, qui étaient de bons observateurs, avaient reconnu par analogie que nos maladies étaient causées par nos humeurs. Ils avaient remarqué avec raison que le sang, sécréteur de ses humeurs, pouvait être altéré dans ses principes. Ils avaient jugé que l'humeur qui prédominait dans l'homme lui donnait une teinte particulière, une habitude générale qui ne ressemblait en rien à celle imprimée par une autre humeur, et avaient en conséquence adopté les différentes nuances prédominantes, sous les dénominations de tempérament bilieux, pituiteux, sanguin, lymphatique et nerveux; et, en

prenant cette prédominance pour base,
ils trouvèrent toutes les causes des maladies dans une modification délétère
apportée par le sang, qui, dénaturant
les principes de ces humeurs, les viciait,
les diminuait, ou les rendait très abondans. En débarrassant les premières voies,
ils faisaient disparaître la cause de ces
affections.

Si le sang a reçu du chyle des modifications dans ses qualités, qu'il soit
chargé par ce fait même, de principes
morbides, les humeurs sont dénaturées:
alors le fluide ne possédant plus au même dégré les qualités requises pour
transmettre aux organes les propriétés
vitales dont ils ont besoin, leurs fonctions sont dérangées, et il devient cause
de maladies. C'est ainsi qu'une bile âcre,
dégénérée, occasionne une irritation
dans l'estomac, qui se manifeste par des
symptômes gastriques, et dont on est
délivré par un émétique qui non seulement agit, comme évacuant, mais encore comme imprimant aux organes
malades une secousse salutaire qui force
le sang à se débarrasser des principes
altérés qui le gênent, et rétablit les fonctions de l'estomac.

Il est constant (et c'est ce qu'on ne

peut nier de bonne foi) que les humeurs,
soit qu'elles soient trop abondantes, ou
qu'elles aient séjourné long-temps dans
l'estomac ou les intestins, y contractent
un caractère âcre, acide ou autre, qui
gêne et même peut vicier l'assimilation,
porter des principes morbides dans le
sang et dans toute l'économie, et y occasionner des ravages qui peuvent affecter plusieurs et même tous nos systèmes.

Cette marche naturelle vient-elle à
être interrompue? les fonctions assimi-
latices sont dérangées : ne recevant point
intacts les matériaux propres à son essence, subit une modification morbide,
et ne peut plus imprimer ni aux organes,
ni aux tissus, les propriétés vitales dont
ils ont besoin pour opérer les sécrétions.
Les fonctions en général se trouvent ou
ralenties ou dénaturées; les matières des
sécrétions s'altèrent, prennent des carac-
tères qui leur sont étrangers, deviennent
âcres, acides, douces, enfin dégénèrent
dans leurs qualités primitives ou essentielles : de là dérive une foule de maladies où la bile, la pituite, la lymphe, le
sang, joueront un rôle plus ou moins
important, selon la nature des modifications qu'ils auront reçues. Nous avons
assez de faits pour assurer que les fluides,

et surtout le sang, peuvent être malades;
que diverses substances hétérogènes se
mêlant à lui, peuvent agir d'une manière
funeste sur les solides. En effet, toute
matière âcre, irritante, sans être mor-
telle, précipite l'action du cœur, et
donne une véritable fièvre, si on l'injecte
dans les veines.

Il est prouvé que les phthisiques (les poi-
trinaires) à qui on a tiré du sang, tombent
promptement dans le marasme, et que
leur maladie fait d'autant plus de progrès,
que les émissions sanguines ont été plus
rapprochées. (Page 81 j'ai fait de pareilles
remarques). Il en est de même de cer-
taines inflammations apparentes de la
conjonctive que j'ai vues souvent s'aggraver par l'emploi des émissions sanguines, et qui disparaissent sous celui
des émétiques et des évacuans, ou des
collyres astringens que l'on néglige beaucoup trop, au grand préjudice des malades que l'on exténue par les sangsues.

M. Broussais trouve si souvent dans
ses malades des gastriques et des gastro-
anthériques essentielles, qu'on pourrait
supposer qu'il les a forgées d'avance
dans son imagination. C'est ainsi que la
plus petite injection; la plus petite rou-
geur, se grossissent à ses yeux, et de-

viennent des inflammations violentes. Il est donc illusoire de vouloir restreindre toutes les causes de maladies à une seule, et il est encore plus ridicule de vouloir ériger en cause ce qui n'est qu'un effet; car l'irritation quelconque qui survient, soit générale ou locale, n'est qu'un effet.

Chez un apoplectique, la figure est gonflée, les lèvres épaises, la bouche béante, même avant que l'attaque soit déclarée, la salive s'écoule involontairement, la parole est gênée : bientôt une teinte bleuâtre se répand partout; le système cellulaire se distend et annonce la prédominance sanguine vèneuse, signe de l'atonie générale. Le sang privé de sa vitalité se coagule dans les vaisseaux, s'y décompose; il forme des épanchemens de toute nature, que l'on a pris souvent pour des causes l'orsqu'ils ne sont réellement que des effets.

Pages 7 et suivantes, j'en ai un exemple bien frappant dans l'observation de mon père. Le sang continuait à se porter à la tête quoique je lui eusse pratiqué plusieurs saignées copieuses du bras, appliqué des sangsues au siége et employé d'autres moyens. Je me déterminai, contre l'avis de M. V...., à lui faire prendre le tartre-stibié en lavage. Une heure

et demie après l'introduction de ce médicament dans son estomac, il fit un grand
nombre de selles bilieuses, de matières
d'un gris noirâtre, et d'une infection si
grande, que, de toutes les personnes qui
l'approchaient, je fus le seul qui résistai
à l'impression des miasmes méphitiques
qui s'exhalaient de ces excrémens. Dès la
sortie de ces matières, mon père reprit
connaissance.

Il est bien visible que c'étaient ces matières qui gênaient la circulation sanguine, puisqu'aussitôt leur expulsion, mon
père se trouva mieux ; j'avouerai même
ici que je lui avais tiré trop de sang ,
qu'il tomba en faiblesse et qu'il eut les
premiers symptômes de l'adynamie (putridité), puisqu'il me fallut relever ses
forces avec de bons consommés, du vin
de Bordeaux, de la décoction de kina, etc.

Il est hors de doute que diverses substances peuvent s'introduire avec le chyle
dans le sang, et être la cause de diverses
maladies ; alors l'harmonie nécessaire à
l'entretien des propriétés vitales est rom-
pue ; le sang est dénaturé, il devient
consécutivement la cause de phénomènes morbides analogues aux diverses modifications que le chyle a éprouvées.

Dans les fièvres, en général, si l'irritation existe, elle est bien différente dans chacune d'elles : ainsi dans l'angéotenique ou inflammatoire, cet effet semble se porter sur le cœur, premier agent du système vasculaire à sang rouge et noir; mais cette irritation n'est autre chose qu'une modification , portée dans le sang, dont ce fluide cherche à se débarrasser lui-même; c'est cet état contre nature qui réagit sur le cœur, en détermine les contractions les plus fortes. Ne contrariez point la nature par des saignées ou des sangsues intempestives : une crise salutaire a lieu , une sueur abondante ou des urines copieuses débarassent de la fièvre. Il en est de même des autres fièvres. Dans la méningo-gastrique, il y a bien irritation sur l'estomac , ainsi que l'a fort bien dit M. Pinel; mais, encore une fois, ce n'est pas une flegmasie. Tous les praticiens le savent bien, et tous reconnaissent la bile pour l'agent de cette irritation que l'émétique fait cesser, et que les saignées exaspèrent. S'il y avait réellement inflammation , pourquoi les émétiques seraient-ils si avantageux? je le répéte : c'est qu'elle n'existe pas.

Dans les fièvres adynamiques ou putrides, c'est le sang qui est primitive-

ment affecté ; c'est lui qui , en n'imprimant plus aux divers organes leur propriété vitale, les plonge dans l'inertie.
Plus la maladie fait de progrès, plus l'insensibilité devient générale. Il survient
des déjections fétides qui épuisent le
malade, le délire sombre, des rêvasseries, des soubresauts des tendons, etc.
les matières âcres contenues dans l'estomac et les intestins les irritent, etc. Les
ouvertures cadavériques confirment la
nature des ravages. On trouve l'estomac
et les intestins remplis de matières
noires, bilieuses, vertes, puantes, ou
distendus par des gaz infects , surtout
l'estomac et le duodenum.

C'est ce fluide (le sang) qui a perdu
cette faculté vitale, et qui ne peut plus
imprimer aux organes celles dont ils
ont besoin pour exercer leurs fonctions :
de là la prostration générale, les stases,
les engorgemens, les phlogoses, que l'on
confond avec des flegmasies. Telle est
la fièvre et ses résultats que M. Broussais
ne veut plus distinguer de ses gastro-
antérites, qu'il s'obstine à traiter avec les
sangsues, M. Broussais, avant d'avoir vu le
malade, prononce : c'est une gastro-antérique , une flegmasie, une irritation ; il
n'a pas besoin d'explorer ni le pouls ,

ni la langue, doué d'une sagacité assez
grande pour deviner, il vous dira : Vous
avez une irritation, un excès de vie ; et
pour vous guérir il faut un autre excès.
Avec 50, 60, 100, 200, et même 400
sangsues vous opérerez ce miracle ; et
cela ne sera pas de trop pour diminuer
une énergie vitale, ni même pour vous
ôter la vie entièrement.

Les symptômes qu'on appelle gastriques ou bilieux, font reconnaître une
irritation de la muqueuse de l'estomac
causée par la bile, dont l'évacuation,
par un émétique délivre instantanément.
Il en sera de même dans les muqueuses
et les adynamiques, où le séjour des humeurs âcres dégénérées dans les intestins, occasionne des irritations non inflammatoires qui ne sont pas des excès
de vie, et que les évacuations sanguines
exaspéreraient, en facilitant la résolution de ces humeurs dans le sang.

Je connais une femme qui perdit la
vue aussitôt après une saignée faite dans
une fièvre bilieuse. J'en connais une autre qui, dans ces mêmes circonstances,
après une application de 48 sangsues,
fut atteinte d'un rire convulsif immo-
déré. Un vomitif, dont l'effet fut l'évacuation de matières bilieuses jaunâtres,

vertes, rendit la vue à l'une, et fit cesser le rire chez l'autre.

Quel est le médecin qui, ayant pratiqué son art quelques années, n'a pas
eu occasion de voir des fièvres, en apparence benignes au début, prendre
tout à coup un caractère dangereux;
telle maladie, qui se présentait d'abord
accompagnée de phénomènes inflammatoires bilieux ou muqueux, changèrent
tout à coup, et offrireut, sans apparence
de causes nouvelles, les symptômes les
plus prononcés d'adynamie.

Les intestins étant destinés par la nature à expulser les humeurs excrémen-
tielles, il doit s'opérer sur ces organes
un effet particulier qui démontre la présence de ces humeurs; et c'est en adres-
sant sur leurs parois les ingesta nécessaires à l'expulsion de ces humeurs, que
l'on parvient, en les évacuant, à rétablir l'équilibre dans les fluides.

Dans la fièvre ataxique ou maligne, le
délire sombre, les pertes d'idées, les
mouvemens spasmodiques qui ont lieu
dans les extrémités, portent plutôt l'em-
preinte d'un trouble atonique du système nerveux, causé par l'influence délétère du sang sur le cerveau et ses dé-
pendances. Dans l'ataxie comme dans

l'adynamie, le pouls est petit, serré, comprimé ; et quoique ces pulsations soient le plus souvent accélérées, il s'en faut que ce phénomène doive être regardé comme un excès de vie.

Dans une inflammation franche, la saignée, en dégorgeant promptement les vaisseaux, offre un moyen bien plus efficace qu'un certain nombre de sangsues. Mais il faut encore se garder de prodiguer ce moyen, qui peut, en affaiblissant trop, provoquer l'état adynamique. Peu de flegmasies (gastriques) marchent, selon moi, aussi franchement que cette affection, caractérisée par une sensibilité obtuse à l'épigastre, et par le rejet de tous les ingesta. Peu aussi offrent un résultat aussi avantageux de l'usage des sangsues à l'épigastre ; et certainement si dans cette maladie on donnait des potions antiseptiques ou des toniques violens, on ne tarderait pas à faire périr le malade.

La gastro-antérique est une abstraction qui n'existe que dans le cerveau exalté de M. Broussais. Rien ne peut la démontrer là où il veut constamment l'admettre. Ce médecin en fait un Protée qui revêt toutes les formes des maladies ; et, par cette fausse induction, ceux qui adoptent son système, commettent les erreurs les plus graves. C'est ainsi qu'à Versailles, dans les mois de mai, juin et juillet 1822, plusieurs coliques bilieuses avec vomissemens prolongés par un mauvais traitement, ont été prises pour des gastro-antériques, et que les saignées, au lieu d'opérer du soulagement, les ont aggravées, et les ont fait dégénérer en maladie putride, tandis que celles qui ont été traitées par un émétique ont cédé de suite à ce traitement.

M. le docteur Lesage, dans son intéressant ouvrage, cite nombre d'exemples à l'appui de ce qu'il avance. Je me contente ici d'en rapporter seulement un pour montrer comme on a abusé des sangsues, et qu'elles ont été pernicieuses dans ces maladies.

Mademoiselle Marqué, de Versailles, âgée de 22 ans, tempérament sanguin, bilieux, est prise, le 10 juin 1822, par une chaleur de 20 à 30 degrés, de malaise général, d'une aphalgie violente, sentiment de forte chaleur et de constriction à l'épigastre, nausées ; le soir, plusieurs vomissemens de bile, coliques très fortes la nuit, hémorragie nasale abondante d'un sang vermeil, suivie d'une plus forte douleur à la tête. Le 11 au matin, colique violente, vomissemens pareils à ceux de la journée précédente, renouvellement de l'hémorragie; suivie d'un affaissement plus fort. La malade, par la violence du mal de tête. ne peut supporter le plus petit jour ; l'épigastre sensible, la langue rouge sur les bords, jaune dans le milieu, et les vomissemens continuant. Le médecin qui fut appelé prononce la gastro-antérique, fait appliquer de suite 24 sangsues à l'épigastre, cette application produit une effusion de sang très abondante, qui est suivie d'une prostration complète, les douleurs deviennent insupportables, les vomissemens augmentent; le soir, la malade va en empirant, 24 autres sangsues sont encore appliquées à l'épigastre, les vomissemens redoublent, les douleurs sont atroces. Je fus mandé dans l'après midi, je trouvai la malade, en supination, la face d'un rouge noir, gonflée, les yeux fermés, ne pouvant supporter la lumière; et lorsque cette malade ouvrait les yeux, ils se fixaient au plafond, gémissemens sourds, prostration extrême et générale, abandon total ; langue noire, jaune, rapeuse, sèche, dents et lèvres fuligineuses , vomissemens de matière noire, verte, pouls petit, profond, serré, chaleur âcre, avec sécheresse à la peau , douleur obtuse à l'épigastre , peu d'urine, pas de selle depuis plusieurs jours, etc.

Je prescrivis de suite émétique, deux grains, dans un verre d'eau de casse; après l'effet de ce vomitif, une limonade cuite dans une infusion légère de camomille, un lavement émolient pour le soir, des compresses de flanelles trempées dans la décoction émoliente, appliquées sur l'épigastre : évacuation abondante d'une bile épaisse, jaune; plusieurs selles fétides, bilieuses. Le 12 au matin, tout était changé en bien, la colique avait cessé, la malade put suporter la lumière, la face a repris son teint naturel, la langue est humectée, n'est plus raboteuse, la vilosité est disparue, le pouls est régulier, les forces se sont relevées; une légère moiteur s'est établie, le ventre est encore un peu douloureux, continuation de compresses émolientes, nouveaux lavemens *idem*, et continuation de la limonade; le 13, il y a eu de fortes évacuations par l'effet du lavement; le mieux se soutient, un peu de bouillon gras; le 14, de mieux en mieux, et les jours suivans la malade s'est rétablie promptement.

Réflexion.

Cette observation nous prouve que bien certainement, si l'on avait fait vomir la malade dès le premier et le deuxième jour de l'invasion de cette colique, elle aurait été délivrée instantanément ; et que l'application des sangsues, faite dans la persuasion de l'existence d'une gastro-anthérique, a été plus nuisible qu'utile. Ce qui aurait dû faire pressentir cet effet, c'est celui qui avait déjà opéré l'épistaxis, qui, loin de soulager, n'avait fait qu'exaspérer l'etat de la malade. Il est constant, d'après cela, que cette affection, causée par une bile âcre, abondante, devait être traitée en conséquence et c'est ce que nous a prouvé sans réplique l'effet du vomitif.

Il est nécessaire pour cela de bien distinguer ce qui constitue la différence de la cause avec l'effet, et ne pas s'exposer ainsi que le fait ce médecin, à prendre l'un pour l'autre.

Il vaut bien mieux abandonner une fièvre quelconque à elle-même, que de la dénaturer par un emploi inconsidéré de sangsues. L'orsqu'une maladie grave se présente, que la connaissance du tempérament et des maladies régnantes avec les symptômes qui l'accompagnent, l'ont fait reconnaître, on doit s'opposer de suite à sa marche. Un vomitif, administré avec cette connaissance acquise, produira un effet salutaire, subit, et arrêtera souvent, ou presque toujours des symptômes qui paraissent des plus alarmans.

Les fièvres sont des maladies générales produites par l'affection morbide des fluides ; par conséquent elles ne sont pas des maladies locales.

Je ne nie pas qu'il existe souvent une irritation dans les viscères abdominaux; mais je nie que cette irritation soit de nature inflammatoire: elle est causée par l'abondance ou la dépravation des humeurs déposés par le sang dans ses cavitées ; et j'affirme que le plus souvent leur évacuation fait cesser l'irritation: *sublatâ causâ tollitur effectus*: je soutiens aussi que cette irritation n'est pas la cause de la maladie, qu'elle n'en est qu'un effet ; et que vouloir la considérer autrement, c'est faire une abstraction chimérique.

Les fièvres intermittentes sont dans le même cas : elles n'ont aucuns principes inflammatoirs pour cause; elles sont encore le produit d'une modification des fluides, et toujours elles offrent des symptômes qui font reconnaître que des humeurs dépravées ont été déposées par le sang dans l'estomac et les intestins. Cela est si vrai, qu'en délayant d'abord, faisant vomir ensuite , et purgeant une ou deux fois, la fièvre cesse (1) ; si elle revient, c'est que l'on n'a pas assez évacué d'humeur : alors elle avance ou retarde, elle est moins forte, et finit par disparaître, si l'on réitère les évacuations. Si malgré cela elle continue ses accès, prenez kina une once, rhubarbe deux gros, divisez en douze prises, à prendre en deux jours, un paquet toutes les deux heures. Ce moyen la fera cesser.

Au reste, il est des jeux si bizarres de la nature, que j'ai rencontré souvent des apparences de gastriques aiguës, avec les symptômes les plus violens et les plus marqués, qui, ayant résisté aux applications réitérées des sangsues et aux antispamodiques, ont cessé, comme par enchantement et à mon grand étonnement, à un émétique, aussitôt son admission dans l'estomac, et avant d'avoir produit

---

(1) Voyez page 67; c'est aussi le conseil que je donnai dans la première édition de mon ouvrage, conseil basé sur l'expérience.

son effet ordinaire. Cela m'est arrivé à moi-même dans une circonstance où je ne pouvais arrêter un vomissement continu, avec des douleurs d'entrailles atroces, pour lesquelles j'avais déjà employé divers moyens sans succès : deux grains d'émétique m'en ont délivré instantanément; ils m'ont fait rendre une quantité d'humeur bilieuse âcre, etc.

Je ne crains pas d'assurer, d'après ma propre expérience, que la plupart des maladies sont dues à l'altération des fluides, que les phénomènes qui en résultent sont produits par leurs réactions sur les solides , et que les irritations qu'ils produisent ne sont nullement inflammatoires, puisque l'évacuation de ces humeurs amène presque toujours la guérison.

Les émissions sanguines trop abondantes opèrent un changement qui souvent est plus pernicieux que la maladie primitive, en plongeant les malades dans une prostration extrême, et souvent dans l'adynamie; et lorsqu'on en réchappe, la convalescence est longue et pénible.

Dans le cours d'une longue pratique, j'ai peu employé les sangsues , même dans les pleurésies, les peripneumonies, les esquinancies; cependant je conviens qu'il est certains cas où on peut en retirer de grands avantages , mais ce n'est pas en les prodiguant à tort et à travers , comme le conseille M. Broussais.

La plupart des coliques sont déterminées par une surabondance gastrique; et il m'est arrivé souvent qu'après avoir en vain employé tour à tour les sangsues , les saignées, et toutes les applications possibles , j'ai réussi instantanément avec un émétique. (Voyez page 95, le bien qu'ont produit mes bols dans une semblable circonstance.)

Toute irritation gastrique, provoquée par la présence d'humeurs âcres , cédera constamment à un vomitif; les sangsues, au contraire , aggraveront la maladie : trop heureux encore, si on peut arrêter le ravage par un émétique , qui aurait dû être employé de préférence.

L'estomac est un organe qui a besoin d'être stimulé, afin d'entretenir, par les sympathies qu'il réveille, le degré d'irritation nécessaire à l'exercice de ses fonctions.

Personne n'ignore que ce viscère joue un rôle des plus importans dans les fonctions assimilatrices de l'économie , mais que ce rôle lui est imprimé par le sang et les nerfs; que c'est à l'action vitale de ce premier fluide, et à l'action secondaire de celle des nerfs, qu'il doit toutes ses propriétés. D'après cela, si le sang se trouve modifié, il agit sur les nerfs, et leur action simultanée produit le dérangement de l'estomac.

Il est bien vrai que l'estomac péche souvent par inertie, ou par une irritation nerveuse, et quelquefois par inflammation. Mais ces différens modes sont des effets secondaires, et demandent, l'un des toniques, l'autre des évacuans, celui-ci des calmans, celui-là des saignées: quelquefois même il est nécessaire d'associer ces différens remèdes l'un à l'autre pour pouvoir triompher de ces affections.

Mais cela ne dit pas que ces diverses affections, aussi variées que leur cause et leur siége, soient des gastro-anthériques. En effet, la plupart des affections chroniques des viscères offrent en général la débilité de ces organes: Les maladies chroniques du foie, ses engorgemens, sont des affections atoniques causées par l'humeur bilieuse ou trop abondante ou dégénérée. C'est pourquoi on les palie ou on les guérit par des émétiques et autres évacuans.

De la Péritonite puerperale.

La péritonite puerperale est le résultat d'une assimilation imparfaite du lait; le sang, étant privé des qualités nécessaires à la sécrétion de ce fluide, ne peut déterminer l'action secrétive des glandes mammaires. Il se trouve alors chargé de principes imparfaits qu'il cherche à déposer comme excrémentitiels dans le canal intestinal, y occasionne une irritation inflammatoire que l'émétique détruit, en déterminant l'évacuation de ces principes délétères; et par la même raison rétablit l'équilibre rompu dans les diverses parties. D'après cela, la guérison de cette maladie n'est due qu'à l'action pure et simple d'une médication dont l'action portée sur les organes affectés, les détermine à rejeter l'humeur qui les irrite et entrave leurs fonctions, que le sang contient. Ainsi ce fluide revivifie les viscères délivrés de la cause irritante qui les gênait dans leurs fonctions, l'ordre se rétablit et le calme renait dans l'économie. On peut appliquer cette théorie aux autres affections qui ont une cause différente, mais qui cependant tiennent toujours à une humeur quelconque.

Réflexion.

J'appliquerai ici ce que j'ai dit précédemment : c'est que, sur une très grande quantité de femmes en couche que j'ai soignées malades de la péritonie, j'ai obtenu constamment plus de succès avec les évacuans qu'avec les sangsues. J'ai remarqué aussi que leur application provoquait à l'adynamie. La prescription d'un émétocathartique ou de l'émétique seul ne m'a jamais été infidèle : un effet prompt et salutaire en fut toujours le résultat. Des évacuations par haut et par bas rétablissaient promptement le calme ; les lochies reparaissaient promptement sans sangsues. Je puis certifier que ces moyens arrêtent les progrès de la fièvre puerperale et rétablissent promptement les malades.

Une constipation trop prolongée dans une maladie est toujours un mauvais symptôme. Cette constipation fera développer des symptômes gastriques , auxquels il faudra remédier avec des évacuans doux.

La diarrhée, dans le plus grand nombre des maladies aiguës, est un commencement de crise opérée par la nature, qui cherche à se débarrasser des matières excrémentitielles, âcres ou putrides. Si par des saignées mal appliquées vous détournez cette crise, c'est s'opposer à ces efforts naturels et bienfaisans, et faire refouler dans la circulation ces humeurs putrides, et provoquer des phénomènes morbides les plus alarmans.

Le médecin doit donc, lorsqu'il est nécessaire, aider la nature: ainsi dans l'atonie de l'estomac il faudra, en écartant toute idée de gastro-anthérique, s'attacher à réveiller la sensibilité émoussée de cet organe par des amers, des toniques, ou des évacuans.

Les vomitifs et les purgatifs, les toniques, sont des moyens très énergiques qui opèrent dans les maladies chroniques des cures merveilleuses, lorsqu'ils sont administrés avec prudence; mais on doit les varier et les donner selon la maladie dont les organes sont attaqués. Souvent la folie semble être causée par un amas de bile âcre ou une congestion humorale dans les viscères abdominaux. L'expérience nous démontre tous les jours le bon effet des évacuans et des vomitifs.

La meilleure manière de guérir toutes les maladies, en général, est toujours la plus simple. Vous traîneriez des années une fièvre intermittante avec les antiphlogistiques : le vrai remède est le kina, précédé des évacuations. Souvent on n'a pas besoin d'en venir au kina; les évacuations suffisent.

Les maladies (les inflammations chroniques, les obstructions, les engorgemens de la rate, les hydropisies, etc.) qui succèdent aux fièvres intermitteutes, sont toujours dues à un emploi prématuré du kina, ou à un traitement perturbateur, tel que les sangsues. Cet effet n'aura jamais lieu, lorsqu'on aura au préalable évacué abondamment : donnez ensuite le kina ou des toniques amers, tels que la camomille et la petite centaurée, en infusé. Vous obtiendrez les résultats les plus avantageux, la fièvre disparaîtra.

Le typhus qui a régné en 1814 parmi nos troupes et parmi celles des puissances alliées, a causé des ravages terribles, tant que les troupes ont été rassemblées dans un petit espace; mais il s'est dissipé de lui-même, et sa propriété contagieuse a diminué, aussitôt que les soldats ont été disséminés sur des points éloignés les uns des autres. Quelques précautions, un vomitif, des évacuans, des boissons acidules, ont souvent suffi pour en arrêter la marche; et insensiblement le caractère contagieux a disparu. Il n'a pas été nécessaire d'avoir recours

au système de M. Broussais : les sangsues.

Je me contente de rapporter, de l'ouvrage de M. Lesage, deux observations
des plus intéressantes.

1re. *Observation.*

Elisabeth d'Eucorrée, âgée de 24 ans,
tempérament sanguin, bilieux. Cette maladie a débuté par des frissons généraux,
malaise, céphalalgie violente, envies de
vomir. Le 26 mars, 6e jour de sa maladie,
je la vois avec son père, face d'un rouge
foncé, yeux injectés, éruption céreuse et
générale, semblable à des gouttes de sueur
transparente. Cette espèce d'éruption, que
je n'avais jamais observée ailleurs dans
le cours de ma pratique, s'est présentée
assez souvent à mon observation à Versailles. Le 27, sueurs abondantes la nuit,
fièvre forte, envies de vomir, langue
jaune, brune; bouche sèche, amère :
boisson d'orge acidulée avec le sirop de
groseille. Le 28, langue noire, dents fuligineuses, prostration générale, délire
sombre : vomitif, évacuations abondantes par haut et par bas. Le 29 mieux,
diminution de l'éruption. Le premier
avril, ventre tendu, douloureux, envies

de vomir ; langue jaune, noire : boisson émétisée. Le 2, mieux, l'éruption s'affaisse. Le 3, peau écailleuse, mieux sensible. Le 4, bouche infecte, envie de vomir, langue chargée, jaune : émétique avec le sulfate de soude dans du bouillon aux herbes, évacuations abondantes de matières bilieuses, fétides et noires. Le 5, elle est beaucoup mieux. Le 6, le mieux continue, la fièvre cesse, et elle entre en convalescence.

2e *Observation.*

Hurrache, vélite lancier, âgé de 18 ans, tempérament bilieux, tombe malade le premier février 1814; figure bouffie, d'un rouge foncé, langue noire, sèche, aride, frissons généraux, céphalalgie violente, lèvres couvertes d'un enduit noirâtre et gonflées ; pouls petit, profond, serré; prostration générale, vomissemens de matières alimentaires anciennes, principalement de morceaux de fromage non digérés ; ce qui paraîtra extraordinaire lorsqu'on saura que le malade a assuré n'avoir mangé depuis plus de quinze jours. Un vomitif provoque l'évacuation de matières pareilles, mêlées de bile verte, noire. Les 2, 3, 4 et 5 les symptômes sont les mêmes, ventre tendu, ballonné; fièvre avec redoublement, le soir à 6 heures : boisson d'orge avec le sirop de vinaigre; jusqu'au neuf même état; délire fugace; rêvasseries, soubresauts des tendons; le 10, perte de connaissance, constipation; le ventre se ballonne, langue noire, sèche; envies de vomir : émétique en lavage, suivi d'évacuations bilieuses abondantes; le 11 la connaissance revient. Le 12, vomissemens naturels de bile porracée, affaissement : potion antiseptique, 12 évacuations naturelles. Le 13, boissons émétisées; fortes évacuations. Le 14, la connaissance est entière, la langue moins noire : limonade nitrique; il ne veut prendre que cette boisson et reste jusqu'au 20 dans un état stationnaire et sans empirer. Le 21, boisson émétisée; évacuations copieuses. Le 22, mieux; le 23, la langue n'est plus noire; pouls toujours fébrile; le 24, mieux, la fièvre moins forte; le 25, huit selles non provoquées de matières bilieuses. Le 26, très bien. Les 27 et 28, le mieux se soutient et le malade entre en convalescence, qui a été pénible.

Réflexion.

L'observation vient encore confirmer ce que je viens d'annoncer dans les précédentes réflexions, c'est que la retention des matières dans l'estomac et les intestins augmente leur atonie ; que ces matières qui y sont déposées pour être expulsées au dehors, ne pouvant l'être, produisent tous les phénomènes de putridité, et leur évacuation doit être le but principal du médecin. Les alimens non digérés, rendus quinze jours après les avoir pris, prouvent que les fonctions de l'estomac étaient entravées et que, par conséquent, il n'y avait plus qu'une mauvaise assimilation, d'où il devait nécessairement résulter l'affection morbide des fluides.

Dans ces maladies, l'évacuation des premières voies est l'indication la plus importante à remplir, parce que le sang y dépose les matières morbifiques dont il est chargé ; que ces organes, n'ayant pas assez de force pour les expulser d'eux-mêmes, il est nécessaire de les exciter à remplir cette opération, qui est toujours suivie d'heureux résultats. Il faut aussi renouveler cette provocation, parce que le sang ne pouvant se débarrasser tout d'un coup de ses humeurs, le fait à différentes reprises : d'où viennent les diverses manifestations de symptômes gastriques.

Le typhus ne diffère de la fièvre putride ou adynamique que par sa propriété contagieuse, qui ne se remarque pas dans la fièvre putride ; selon moi, le typhus est une fièvre putride avec nature contagieuse. Ces sortes de fièvres ne sont que le produit de la dépravation du sang et des fluides.

Résumé.

Le sang contient tous les principes de nos humeurs ; il est susceptible de recevoir des modifications, selon les impressions qu'il reçoit. Il peut donc devenir la cause de presque toutes nos maladies, en transmettant à ces humeurs ces diverses modifications. En outre, ce fluide, soumis à toutes les espèces d'influences délétères, que peuvent apporter dans sa confection l'absorption, la nutrition, etc., doit encore nécessairement, en se répandant dans l'économie, lui communiquer ces diverses influences. D'après cet avancé, la plupart de nos maladies proviennent du sang et des principes des humeurs modifiées qu'il contient, et dont il

cherche à se débarrasser, en les déposant, par le moyen des excréteurs, dans
des cavités destinées à les rejeter au dehors, car la maladie n'est autre chose
que la réaction du sang sur les organes,
pour se débarrasser des parties hétérogènes qui le gênent, réaction qui tient au
maintien ou au retour de la santé. Les
humeurs déposées dans ces cavités y
causent souvent, par leur séjour, des
embarras, des engorgemens, des obstructions, même des irritations sans
nombre, de toutes espèces, qui carac-
térisent les nuances de chaque maladie,
et qu'il faut bien se garder de confondre
sans cesse avec des gastro-anthériques. Ce
qui prouve cet avancé, c'est que, malgré tout ce que peuvent dire ceux qui
prétendent le contraire, l'expulsion des
humeurs est nécessaire, puisqu'elle dé-
barrasse d'autant plus vite d'une affection morbide, que le praticien aura mis
plus de promptitude à en faciliter l'évacuation.

Réflexion.

Comme il vient de l'être expliqué, on doit
donc voir que le sang est l'arbre de vie de
notre économie animale; qu'on doit le res-
pecter; qu'on doit bien se garder de l'ap-

pauvrir, de le détériorer par des saignées faites mal à propos, trop copieuses ou trop fréquentes. Le sang n'est-il pas d'ailleurs continuellement exposé à l'être soit par les alimens que nous prenons, soit par l'air qui nous environne et qui s'introduit dans notre corps par la voie de la respiration, et par celle de l'absortion cutanée. Lorsqu'il est altéré, c'est-à-dire, lorsque la bile, la lymphe, la pituite etc., etc. qui en forment l'essence sont les unes ou les autres trop abondantes, alors l'équilibre est rompu, et il résulte nécessairement de cette surabondance d'humeur, de cette turgescence en un mot, des maladies plus ou moins variées suivant l'élément qui a été altéré, ou le principe délétère qui y a été apporté.

Quels moyens doivent concourir à rétablir cet équilibre, à expulser cette humeur trop abondante, et souvent viciée ? ce sont sans contredit les évacuans qui doivent être employés dès le commencement de la maladie, et souvent répétés dans son cours, enfin autant de fois que le cas l'exige; sans exclure les autres médicamens, propres au genre de la maladie. Mais je le répète, les évacuans doivent toujours ou presque toujours ouvrir le traitement d'une maladie, enfin précéder l'emploi de toute espèce de médicamens.

Quels évacuans doit-on préférer? ce ne sont pas les émétiques, le jalap etc. ; on sait ce que j'ai dit de ces drogues ; les accidens qu'ils peuvent accasionner, les dangers qu'il traînent à la suite de leur administration sont assez connus, pour que je me dispense d'en entretenir de nouveau le lecteur.

Je le répète donc, les purgatifs commodes et agréables à prendre, et doux dans leurs effets, doivent être préférés.

Mes bols lénitifs remplissent ces conditions; j'ai cité sur leurs heureux effets des exemples assez frappans, pour qu'on ne doute pas de leur supériorité et des avantages qu'ils ont sur tous les purgatifs connus jusqu'à ce jour; la réputation qu'ils se sont déjà acquise dans toute la France par leurs bons effets, est une preuve préremptoire de ce que j'avance.

APPÉNDICE.

UN MOT SUR LA FIÈVRE JAUNE.

Un fléau a ravagé l'année dernière plusieurs contrées de l'Espagne; c'est la fièvre jaune.

Voici comment s'exprime M. Cailliot, docteur en médecine, etc., auteur d'un traité sur la fièvre jaune: ouvrage couronné par la société de médecine de Bruxelles et adopté par le ministère de la marine pour les colonnies françaises.

La fièvre jaune, n'est dans le principe qu'une fièvre méningo-gastrique contagieuse, d'un très mauvais caractère.

Ne nous en laissons point imposer par son invasion subite, sa gravité, la rapidité dans sa marche, sa terminaison funeste, ses complications avec d'autres maladies, et surtout avec les symptômes nerveux. Ne sait-on pas que la fièvre bilieuse est susceptible d'une infinité de nuances, depuis l'embarras gastrique le plus leger , jusqu'à l'irritation la plus

violente, promptement suivie de l'altération gangréneuse des organes gastriques,
comme l'observa Sydenham dans le cho-
léra-morbus épidémique de 1669, comme Stoll et Fink l'ont constaté dans
quelques fièvres bilieuses?

Dans un autre passage du même ou-
vrage, il est dit : « L'autorité de tous les praticiens, qui ont observé la fièvre jaune,
vient à l'appui de mon opinion sur son
caractère éminemment gastrique; car
ils conviennent qu'il existe à des degrés
plus ou moins marqués. »

M. Cabanis (1) a dit : « Que de tous
les organes essentiels, le cerveau consi-
déré comme réservoir commun de la
sensibilité paraît être celui qui partage
le plus vivement et le plus promptement
toutes les dispositions de l'estomac, toutes
les impressions que ce viscère est susceptible de recevoir ». Stoll (2) a remarqué que dans les fièvres bilieuses,
les affections de la tête, provenant du
vice de l'estomac et des intestins, étaient
plus graves et plus douloureuses que

____

(1) Rapport du physique et du moral de
l'homme, t. 2, p. 508.
(2) Médecine pratique, t. 2, p. 89.

celles qui étaient produites par un vice du cerveau. Ailleurs ce médecin dit qu'il y a un mal de tête qui accompagne presque toutes les maladies bilieuses ; il semble au malade que sa tête va se fendre (1). Le même auteur et Sydenham, ont vu la frénésie dépendre d'un embarras gastrique, et céder à l'administration des vomitifs suivis d'une évacuation de bile abondante.

Monsieur Cailliot dit : « Lorsque la fièvre a une issue heureuse, c'est le plus ordinairement par une diarrhée modérée de matières bilieuses, qui survient du cinquième au septième, ou du septième au neuvième jour, avec rémission, moiteur générale à la peau, urines plus abondantes. »

En terminant son intéressant ouvrage, il s'explique ainsi : lorsqu'on est appelé dans le début, et c'est là seulement, que l'on peut espérer de réussir, comme l'ont remarqué Devéze, Pugnet et autres, car l'issue dépend de la promptitude des premiers soins, l'indication la plus pressante, s'il y a embarras gastrique sans douleurs, est d'évacuer l'estomac,

____

(1) *Idem*, t. 1, p. 26.

de rétablir l'équilibre ; dans cette circonstance, l'ipécacuanha est avantageux.

L'emploi des vomitifs, si avantageux en Europe, dans la fièvre bilieuse, ne produit pas les bons effets qu'on semblerait devoir en attendre, si l'on n'avait égard qu'au caractère de cette maladie, et aux avantages qu'ils procurent dans ces sortes d'affections ; mais en se rappelant qu'il s'agit ici d'une irritation gastrique, portée souvent au plus haut degré dont elle est susceptible, on ne sera plus surpris d'apprendre que le tartrate de potasse antimonié (émétique) ne fait qu'ajouter à l'intensité des accidens ; il augmente le spasme, l'irritation, rend les vomissemens plus fréquens, plus douloureux ; loin de produire, comme dans nos pays septentrionaux, une détente salutaire, il accroît l'orgasme, la sécheresse de la peau et la concentration des forces dans le système gastrique. Les secousses qu'il provoque ne sont pas générales ; elles semblent bornées à l'estomac, sur lequel les spasmes se concentrent d'autant plus que les efforts du vomissement ont été eux-mêmes plus considérables.

Les seuls cas où les vomitifs peuvent être employés sans aucun danger, et même avec beaucoup d'avantages, c'est tout à fait dans l'invasion; avant la manifestation des accidens, au premier malaise, lorsque l'irritation et les douleurs n'existent point encore , ou sont très légères; que les vomissemens n'ont point encore paru, qu'il y a beaucoup d'éréthisme, c'est alors que les vomitifs conviennent, qu'il peuvent tout à fait enrayer la marche de la maladie; mais leur emploi exige une grande prudence, et tous les médicamens de cette classe, ne sont pas également propres à cette indication. L'ipécacuanha mérite incontestablement la préférence; il fatigue moins les malades ; ne produit pas une irritation aussi vive ; laisse moins d'accablemens que les préparations antimoniales.

Lind est persuadé que c'est en expulsant de l'estomac les miasmes contagieux, et sans doute aussi en imprimant une secousse universelle, en favorisant la solution du spasme, qui tend à se fixer sur les organes gastriques, en intervertissant l'ordre vicieux des mouvemens , en prévenant l'irritation, ou en la déplaçant lorsqu'elle commence, et qu'elle a encore la mobilité qui permet d'en obtenir une résolution facile.

J'ai vu plusieurs fois le malaise, linappétence, l'anorexie, de légers maux de tête, et d'autres symptômes, que l'on peut prendre pour les prodromes de la fièvre jaune, céder à l'administration des vomitifs; je m'en suis toujours bien trouvé, en les employant ainsi, dès le début, associés aux adoucissans, légèrement laxatifs.

On doit se rappeler les désagrémens que j'ai signalés, résultant de l'usage de l'ipécacuanha et les accidens qu'il est susceptible d'occasionner; mes bols sont encore dans cette maladie (fièvre jaune); préférables, sous tous les rapports, à l'ipécacuanha: 1°. Ils évacuent doucement par le haut, et par le bas, ainsi que je l'ai dit, et comme j'en ai donné des preuves; 2° Ils poussent à la peau et aux urines ; fonctions qui sont presque toujours suprimées dans cette maladie; car tous les gens de l'art qui ont été témoins de la fièvre jaune, disent que les malades ont la peau sèche et les urines rares.

Vous avez vu plus haut, que les malades qui échappent à la fièvre jaune, le doivent fréquemment à une diarrhée bilieuse à une moiteur générale de la peau, à des urines plus abondantes, qui surviennent du cinquième au septième, et du

septième au neuvième jour, de la maladie.

Ne comptez pas toujours sur de pareils
efforts de la nature; elle est trop souvent
impuissante; votre espérance serait déçue,
car cette maladie vous emporte souvent
dans deux ou trois jours. Mes bols présentent ces avantages ; profitez-en de bonne
heure.

Dans le rapport présenté à son Exc. le
ministre, secrétaire d'état, au département de l'intérieur, par la commission
médicale envoyée à Barcelonne, signé
par MM. Bailly, François, Pariset, on
ne voit point que ces messieurs prescri-
vent un traitement contre la fièvre jaune
qui a moissonné des millers de personnes,
à Barcelonne, et à Barcelonnette; ils ne
parlent que des ravages de cette effroyable
maladie; pour tout traitement et pour
toute cure, j'ai vu, page 23 de ce rapport,
que deux Français furent atteints de la
maladie (fièvre jaune); l'un se purgea
fortement et fut guéri; on ne sait ce
qu'est devenu l'autre: on présume qu'il
est mort. Voilà un exemple bien frappant de la nécessité de se purger, dès le
début de la fièvre jaune; exemple qui
vient à l'appui de l'indication de MM.
Cailliot, Deveze, Pugnet et autres.

2ᵉ *Edit.*   7

M. le docteur Audouard, qui fut envoyé en 1821, à Barcelonne (Espagne), par son excellence le ministre de la guerre, pour observer la fièvre jaune qui ravageait à cette époque cette malheureuse ville, s'exprime ainsi dans l'intéressant ouvrage qu'il a publié sur ce terrible fléaux :

On remarquait trois périodes bien distinctes dans la fièvre jaune de Barcelonne, savoir : la première ou d'irritation ; La seconde ou de stase, qui pouvait être aussi celle de l'entrée en convalescence ; et la troisième ou de dissolution, qui se terminait par la mort. Cette épidémie a été comparable à toutes celles de la même maladie qui ont été observées soit en Amérique, soit en Europe. Ses périodes n'avaient pas la même durée dans tous les individus ; chacune d'elles n'étant que de vingt-quatre heures lorsque la maladie sévissait avec force, et que les malades succombaient le troisième jour, ainsi qu'on l'a vu dans le mois de septembre à Barcelonnette, et en octobre à Barcelonne. Chacune d'elle au contraire était de deux jours environ, lorsque la maladie se prolongeait jusqu'au sixième, au septième et même au huitième, ainsi qu'on l'observa fréquemment au déclin de l'épidémie.

Première période.

L'invasion qui n'est annoncée par aucun symptôme précurseur, si ce n'est
par un sentiment d'astriction à la gorge,
dans quelques sujets, survient le plus
souvent au coucher du soleil ou pendant
la nuit. Elle a lieu par des frissons, ou
plutôt par le sentiment d'un froid stupé-
fiant dont la durée est d'une heure chez
les uns, de deux, de trois ou de quatre
chez les autres. Pendant le froid, il y a
des flatuosités et des nausées; le pouls
est petit, concentré, mais fréquent; la
chaleur de la peau est au-dessous de l'é-
tat naturel; souvent il y a des acciden s
nerveux : comme le délire, un spasme
des poumons ou de l'estomac, des cardi-
dialgies, des lipothimies, et des vertiges;
une céphalalgie sus-orbitaire ou tempo-
rale s'établit et prend beaucoup d'intensité. La chaleur succède à cette sensation
de froid; elle s'accompagne rarement de
sueur; le pouls se développe sans être
fréquent; la face est plus colorée que de
coutume; quelquefois aussi une douleur
gravative se fait sentir aux lombes et se
prolonge dans les membres inférieurs,
qui sont comme brisés. Il y a des vomissemens de bile et une légère douleur à

l'estomac. Le ventre est souple, les selles sont plus rares que de coutume, les urines s'éloignent peu de l'état naturel; la douleur lombaire persiste et donne le sentiment d'une grande lassitude.

Seconde période.

3ᵉ *Jour.* La face est plus colorée que la veille. Les yeux sont toujours animés et brillans. Souvent il y a une hémorragie nasale très courte ; les envies de vomir se calment ; la région épigastrique est sensible au toucher; les selles sont encore rares; les urines d'un rouge jaunâtre et quelquefois très foncées ou brunes ; la force musculaire des membres ne diminue pas; le pouls est léger mais fébrile; la peau du corps est aride ; les facultés intellectuelles ne sont point altérées; le sommeil est toujours rare.

4ᵉ *Jour.* La face est moins colorée que la veille et tend à la pâleur; s'il y avait une hémorragie nasale, elle ne continue pas; la langue se dépouille quelquefois, et devient épaisse, rouge et sèche; il n'y a plus de vomissemens bilieux; la douleur de l'épigastre est un peu calmée; le ventre est souple et quelquefois douloureux au toucher. Les évacuations alvines sont liquides et de couleur différente ; en quelque sorte bilieuses chez les uns, elles sont brunes ou sanglantes chez les autres, et toujours le malade les rend sans le secours des assistans : les urines deviennent rares ; le pouls est comme dans l'état naturel ; la peau fraiche, mais toujours aride ; les idées sont libres. Le malade est calme, il assure qu'il est bien et que rien ne lui fait mal ; quelquefois il demande à manger et quelques-uns ont pris du chocolat avec appétit.

Si un tel état n'est pas trompeur, si les accidens de la troisième période ne se développent point, le malade entre en convalescence.

Troisième période.

La face est de couleur plombée, tirant sur le jaune, et le tour des yeux légèrement ecchymosé le globe de l'œil est jaune, le regard fixe et hébété, d'autres fois inquiet. Beaucoup de malades ont des flatuosités et vomissent de temps en temps une bouchée de sang noir ou d'une matière chocolatée. Le malade demande à boire de l'eau ; les boissons sucrées ou gommeuses lui déplaisent ; celles qui sont acidules, provoquent le vomissement. En dernière analyse, il ne boit pas ; les boissons les plus simples et les plus agréables, il les rejette. Le moral commence à s'affecter, les évacuations alvines deviennent fréquentes, elles sont sanguinolentes ou noirâtres et poisseuses. Les urines sont rares ou absolument supprimées. Le pouls est extrêmement petit et lent. La face est décomposée, et devient de plus en plus d'un jaune plombé. Le globe de l'œil, de plus en plus jaune, s'enfonce dans l'orbite. Les flatuosités que le malade a éprouvées, se changent en vomissemens douloureux, précédés de cardialgies déchirantes ; ces vomissemens entrainent un liquide que l'on compare avec raison à du marc de café. Il arrive aussi, mais moins souvent, qu'il y a insensibilité, ou du moins absence totale de douleur à l'abdomen. Dans toutes ces circonstances le pouls est imperceptible et la peau froide : les battemens de cœur ne se font plus sentir ; l'extinction de la vie ne peut être méconnue.

Réflexions.

On a remarqué des cardialgies et des douleurs atroces à l'épigastre et à l'abdomen; cependant l'état de ces viscères a concordé rarement avec ces mêmes accidens; le plus souvent on n'a pas trouvé d'inflammation, ou bien ce qu'on a pu en observer, n'explique point aux yeux du physiologiste impartial , les souffrances atroces dont les viscères étaient le siége, ni les résultats funestes qui s'en suivaient.

La matière noire que l'on trouve dans l'estomac, ne diffère point de celle des vomissemens; celle que l'on rencontre dans les intestins est de même nature , avec cette différence que la cérosité y manque; cette matière alors (la sériosité) semble avoir été élaborée et rendue homogène par le travail de la digestion; des malades meurent dans une impassibilité parfaite; d'autres dans des souffrances abdominales insupportables , et dans tous on trouve la même matière noire dans les cavités gastriques, sans que l'état des viscères puisse conduire à expliquer d'une manière satisfaisante la différence de ces symptômes. J'ai été étonné, en ouvrant des sujets dont la mort avait été précédée de colliques atroces, de trouver les intestins dans l'état le plus naturel. Je dois en dire autant des organes sécréteurs de l'urine; jamais leur état n'a indiqué la

raison de la supression de cette humeur ;
aussi paraît-il extrêmement probable que
les humeurs plus ou moins intenses, épaises, et plus ou moins étendues que l'on
trouve à l'estomac et aux intestins, sont un
état pathologique et secondaire. Je suis
persuadé qu'elles sont causées par la présence de la matière noire, ou de l'humeur qui contribue à la former, plutôt
qu'elles n'indiquent un état inflammatoire qui aurait existé primitivement dans
ces mêmes viscères. Plusieurs raisons me
portent à cette idée, savoir : 1°. Que les
douleurs abdominales ne précèdent pas
la formation de la matière, ni les vomissemens de cette nature ; 2°. Que la
douleur de l'épigastre, qui se fait remarquer d'abord, disparaît et revient pour
disparaître encore, ce qui n'indique pas
un état d'irritation permanente dans les
tissus de l'organe, mais bien la présence
d'une matière irritante qui s'y forme et
qui passe dans les intestins, d'où elle
sort par la selle, qui se forme de nouveau
et qui est expulsée par la même voie ou
par les vomissemens ; 3°. Que cette matière existe dans bien des cas où la membrane muqueuse gastrique n'est nullement irritée.

Aussi, considérant la violence des

cardialgies, l'intensité des douleurs abdominales, et ce qui résulte de ces viscères,
je me suis arrêté à cette idée : que tous
ces accidens sont purement nerveux, et
qu'ils sont provoqués par la présence
d'une matière irritante.

Du vomissement noir.

Le vomissement noir appartient à la
troisième période, il ne faut pas le confondre avec le vomissement bilieux de la
première et de la seconde. Qu'on ne nous
dise pas que cette couleur est due à un
un état de gangrène. Avant d'avoir observé
la fièvre jaune, j'aurais été disposé à
croire à cet état de gangrène et de spha-
cèle de la surface interne des viscères gas-
riques; mais aujourd'hui, je me refuse à
cette croyance. J'ai trouvé si souvent l'estomac exempt d'inflammation, et néanmoins
pourvu de la matière noire, que je ne
puis admettre une telle supposition. Tant
que le sang décomposé par l'action de la
digestion reste dans l'estomac, il suscite
des cardialgies, la douleur épigastrique
et les vomissemens; s'il passe dans les
intestins, il y cause des coliques plus ou
moins fortes, selon l'irritabilité du sujet.

Ce qui démontre encore mieux que

l'inflammation n'est point considérable ni primitive, c'est que les malades qui échappent au danger se rétablissent promptement, qu'ils demandent à manger dès leur entrée en convalescence, et qu'on peut le leur permettre sans inconvénient; ce qu'on ne ferait point si la membrane muqueuse avait été fortement enflammée. Aussi, je ne doute pas que l'inflammation qu'on y remarque, ne soit comme la douleur, un effet secondaire provoqué par la présence d'une matière irritante sur la membrane elle-même.

Les hémorragies, qu'elles soient externes où internes, sont toujours le résultat d'une modification de la membrane muqueuse, à la suite de l'impression et de l'absorption d'un délétère particulier; et le système nerveux lui-même, modifié par l'impression de cet agent perturbateur, réagit sur les viscères qui tapissent la membrane muqueuse et sur le système vasculaire.

Ce qu'il y a de certain, ajoute encore M. Audouard, c'est que la maladie consiste entièrement dans la modification vicieuse que la membrane muqueuse a éprouvée de l'impression du miasme contagieux, et c'est contre l'état pathologi-

que de cette expension menbraneuse ,
qu'on doit diriger les ressources de la
thérapeutique.

Thérapeutique.

Que peuvent contre les vomissemens
noirs dans la fièvre jaune , les potions
anti-émétiques dont on a fait si souvent
usage? Le vomissement dans ce cas est
aussi nécessaire que les évacuations alvines et il serait sagement fait de les
provoquer , s'il n'y avait une contre-
indication plus puissante, tirée du danger
d'augmenter les accidens qui ont lieu
dans les viscères gastriques, principalement dans l'estomac.

Vous venez de voir ce qu'a dit M. Audouard, qui craint d'augmenter les accidens qui ont lieu dans les viscères gastriques, principalement dans l'estomac ,
en donnant des évacuans dans la première période, c'est-à-dire dès l'invasion
de la maladie. Vous allez voir maintenant ce qu'il dit plus bas: il n'est pas
d'accord avec lui-même , et son raisonnement est en défaut.

Ainsi considérant l'effusion du sang
dans les viscères gastriques comme l'accident qu'il faut prévenir, et cet accident

survenant dès le début de sa seconde période, il faudra traiter activement pendant la première. Mais celle-ci, dit-on généralement, est caractérisée par l'irritation. *C'est une erreur.* Le sang sort de la membrane muqueuse de l'estomac sous forme de sueur, et c'est là l'accident auquel il faut obvier. A cet effet, on doit se hater de prévenir ou d'arrêter la congestion, et l'on peut espérer y parvenir en donnant du quinquina à haute dose.

Traitement secondaire ou subséquent.

Si l'on n'est pas arrivé à temps pour prévenir la contagion et l'effusion du sang dans l'estomac, il faut faire ensorte que cette humeur n'y séjourne pas. Dans les cavités gastriques, elle rencontre des gaz, qui se mêlent avec elle, soit par l'acte de la digestion, soit encore mieux par le mouvement péristaltique des intestins; elle s'y décompose et devient irritante. C'est ce que l'on peut prévenir en donnant des boissons purgatives, comme l'eau de tamarin, l'infusion aqueuse de rhubarbe, les solutions de manne, les limonades avec la crême de tartre, etc. ; mais il faut que ces purgatifs doux soient donnés dans des boissons très longues; il faut provoquer des selles abondantes sans fatiguer les viscères, et expulser ainsi le sang ou la matière noire qui a pu s'y former. Il convient de suivre la même indication dans le traitement de la troisième période, qui est ordinairement un état désespéré. On recommande au malade de prendre une grande quantité de liquides. Il se soumet rarement à cette ordonnanc, attendu qu'il n'a pas soif et que les boissons provoquent les vomissemens, ce qui lui donne de la répugnance.

Les émétiques ne peuvent convenir dans la fièvre jaune, parce qu'ils détermineraient une plus grande hémorragie dans l'estomac; je ne doute pas non plus qu'ils ne puissent contribuer à augmenter la congestion qui prépare cette hémorragie, ainsi que l'épanchement sanguin qui se fait dans les viscères gastriques.

Ainsi qu'il a été dit, la modification particulière de la membrane muqueuse gastrique, est le désordre physiologique le plus apparent dans la fièvre jaune; il importe de prévenir de longue main ce même désordre, sans lequel probablement l'absorption du délétère ne serait suivie d'aucun fâcheux résultat. C'est principalement l'estomac où ce délétère fixe son siége, et, par suite, porte son action sur les intestins.

M. Audouard conseille de traiter activement dans la première période ; à cet effet, il ordonne le quinquina à haute dose.

Ce serait, dit-il, sagement fait de provoquer le vomissement et les évacuations alvines, s'il n'y avait une contre-indication plus puissante, tirée du danger d'augmenter les accidens qui ont lieu dans les viscères gastriques, principalement dans l'estomac.

Quelle est donc cette contre-indication ? L'irritation que l'on suppose exister dans les viscères gastriques, dans l'estomac principalement.

Alors, pourquoi s'écrie-t-il ? *C'est une erreur !* Si c'est une erreur, s'il n'existe pas d'irritation, il ne doit donc pas craindre d'employer les évacuans dès le début de la maladie, dans la première période.

Ce qui porte en effet à croire qu'il n'y a pas d'irritation dans les viscères gastriques, c'est qu'il ordonne le quinquina à haute dose. Cette substance étant astringente et très amère, ses principes augmenteraient plutôt l'inflammation qu'ils ne la calmeraient, s'il en existait.

Ces réflexions prouvent aussi qu'il n'y a pas d'irritation. M. Audouard convient qu'il a été étonné plusieurs fois, en ouvrant des sujets dont la mort avait été précédée de coliques atroces, de trouver les intestins dans l'état le plus naturel. La douleur de l'épigastre, qui se fait remarquer d'abord, disparaît et revient, pour disparaître encore, ce qui n'indique pas un état d'irritation permanente dans les tissus de l'organe, mais bien la présence d'une matière irritante qui s'y forme, et qui passe dans les intestins, d'où elle sort par la selle, qui se forme de nouveau et qui est encore expulsée par la même voie ou par le vomissement.

Bien loin qu'il y ait contre-indication d'employer les évacuans dans la première période, je dis au contraire qu'il y a plusieurs indications qui doivent engager à les mettre en usage. Pour le prouver, je vais me servir des paroles de M. Audouard, qui s'exprime ainsi : La modification particulière de la membrane muqueuse gastrique est le désordre physiologique le plus apparent dans la fièvre jaune. Il importe de prévenir de longue main ce même désordre, sans lequel probablement l'absorption de la matière délétère ne serait suivie d'aucun fâcheux résultat. C'est principalement l'estomac où ce délétère fixe son siège et par suite porte son action sur les intestins.

Il est donc parfaitement d'accord avec Sydenham, Stoll, Finek, Deveze, Puguet, Liud et M. Cailliot.

Lind est persuadé que c'est en expulsant de l'estomac les miasmes contagieux, et sans doute aussi en imprimant une secousse universelle, en favorisant la solution du spasme qui tend à se fixer sur les organes gastriques, en intervertissant l'ordre vicieux des mouvemens, en prévenant l'irritation, ou en la déplaçant, lorsqu'elle commence et qu'elle a encore une sorte de mobilité, qui permet d'en obtenir une résolution facile.

Puisque tous ceux qui ont observé la fièvre jaune, sont d'accord que c'est dans l'estomac que son délétère fixe son siége, et que par suite il porte son action sur les intestins, il est donc très important d'en prévenir l'absorption et d'en obtenir une résolution.

On ne peut en prévenir l'obsorption et en obtenir la résolution, qu'au moyen des évacuans, employés dès le début de la maladie. Ils présentent deux avantages : le premier, c'est d'expulser, des viscères gastriques, le principe délétère, le résidu de la dernière digestion, la bile, les glaires, les muscosités, etc... qui tapissent les parois viscérales ; le second, c'est d'être rassuré sur l'état des organes abdominaux, qui ont toujours plus ou moins besoin d'être nettoyés. D'après ces précautions préalables, on est sûr qu'il n'existe point de parties hétérogènes qui puissent neutraliser ni entraver l'action des remèdes ; que les principes médicamenteux de ceux-ci sont plus directs sur les parois viscérales, et que l'économie animale, qui en perçoit facilement les vertus, peut, par une légère crise, rétablir l'équilibre de ses fonctions. L'usage du quinquina dont parle M. Audouard conviendrait donc mieux après l'emploi des évacuans qu'avant.

Il y a indication, disions-nous, parce-qu'on vomit de la bile, des glaires etc., et que ce sont ces matières acrimonieuses qui occasionnent des anxiétés, des douleurs d'estomac. Il est donc essentiel d'aider, de favoriser ces vomissemens. Une preuve indubitable que ce sont ces matières corrompues qui déve-

loppent la sensibilité de l'épigastre, c'est
que du moment que les vomissemens
se suppriment, ces matières font sentir
leur présence dans les intestins. Ce sont
ceux-ci qui sont sensibles alors, la douleur de l'estomac étant entièrement dis-
sipée. C'est dans la seconde période qu'on
remarque cette métamorphose. C'est
aussi à cette époque que les évacuations
alvines sont bilieuses, brunes ou sanglantes.

Il y a indication : c'est que toutes les
observations de cures qui sont relatées
dans l'ouvrage de M. Audouard, le doivent à des crises de selles bilieuses, d'u-
rines, de sueurs ; que dans celles opérées par le quinquina, il y a eu aussi des
selles copieuses. Aussi M. Audouard, dit-
il bien, *je ne sais si je dois attribuer
ces cures au quinquina ou à la nature.*
La preuve que c'est à *la nature,* à ces
selles copieuses que sont dues toutes ces
cures, c'est que toutes les fois qu'il a
employé le quinquina, et qu'il n'y a pas
eu de selles, les malades sont morts.

Enfin, ce qui prouve encore qu'il y a
indication de purger dans cette maladie
pour espérer une guérison, c'est qu'on
voit dans le rapport (rapport que j'ai
déja cité) présensé à **S. Exc.** le ministre

secrétaire d'État au département de l'intérieur, par la commission médicale envoyée à Barcelonne, signé par MM. Bally, François et Pariset, que deux Français furent atteints de la fièvre jaune. L'un se purgea fortement et fut guéri. On ne sait ce qu'est devenu l'autre : on présume qu'il est mort.

Ce n'est que dans la seconde et la troisième période, que M. Audouard conseille l'usage des évacuans.

Pourquoi attendre que les miasmes contagieux, que ce délétère ait fait des ravages affreux dans l'économie animale, et qu'il soit passé dans les intestins avec la bile, les glaires, les mucosités qui se trouvaient dans l'estomac, pour chercher à l'expulser au dehors. Il serait bien plus sage et plus prudent, ce me semble, de prévenir la propagation de ces miasmes en les expulsant dès le principe avec les autres matières qui se trouvent dans l'estomac, au moyen des évacuans, puisqu'il n'y a pas de contre-indication dans leur emploi, que d'attendre qu'ils aient envahi toute l'économie, qu'ils aient étendu partout leurs racines, que d'attendre, en un mot, un moment désespéré.

Quels sont les évacuans que M. Audouard conseille dans ce cas? L'eau de tamarin, l'infusion aqueuse de rhubarbe, les solutions de manne, les limonades avec la crême de tartre, données dans des boissons très alongées. *On recommande au malade*, dit-il, *de prendre une grande quantité de liquides. Mais il se soumet rarement à cette ordonnance*, ajoute M. Audouard, *attendu qu'il n'a pas soif et que les boissons provoquent les vomissemens*, ce qui lui donne de la *répugnance* pour en prendre. Dans un autre passage de son ouvrage, il dit encore: Les boissons sucrées ou gommeuses lui déplaisent; celles qui sont acidules provoquent le vomissement.

Tout le monde sait que la manne est très sucrée, que le tamarin et la crême de tartre sont fort acides.

Donc, à quoi bon ordonner les solutions de manne, l'eau de tamarin, les limonades avec la crême de tartre, puisque ces boissons purgatives déplaisent et sont rejetées non seulement à cause de la quantité qu'en prend le malade, mais encore à cause de leur nature. La rhubarbe est amère et astringente, elle ne doit pas non plus flatter le goût du malade.

Il faut donc chercher un remède qui réunisse les conditions (l'agrément, le volume, les propriétés) que demande le genre de la maladie (la fièvre jaune) dans toutes ses périodes : mes bols présentent, sans contredit, ces conditions.

L'agrément : en ce qu'ils ne sont point amers, salés, âcres, acides, qu'ils n'ont rien de répugnant; et qu'ils sont très faciles à prendre.

Le *volume :* en ce que sous un petit volume, ils remplissent le but proposé, qui est d'évacuer convenablement et sans fatiguer le malade. On n'est pas obligé de prendre une grande quantité de liquide pour en favoriser les effets: quantité, qui, comme on sait, est plus préjudiciable au malade, qu'avantageuse ; 1° parce qu'il n'a pas soif, et qu'elle excite de grands vomissemens qui fatiguent, qui épuisent le malade, lorsqu'au contraire il faut lui procurer du calme et relever ses forces; 2° parce qu'elle lui donne de la répugnance pour toute espèce de médicamens, au point qu'il ne veut rien prendre, qu'il se voue à la mort.

Les *propriétés :* en ce qu'ils évacuent par le haut et par le bas suivant la dose à laquelle on les prend, et qu'il est souvent nécessaire, dans la première période, d'évacuer par les deux voies, parce que les intestins sont fréquemment embarrassés de glaires, de matières alvines de toute nature, et que l'absorption cutanée peut y avoir déja introduit quelques parties de miasmes contagieux. Les *propriétés :* en ce qu'ils n'évacuent que par le bas, comme le demandent la seconde et la troisième périodes, en les donnant à la dose de 6 ou 8 à un homme auquel il en faut 10 ou 12 pour l'évacuer généralement. Les *propriétés,* dis-je, en ce que, n'en prenant que deux, trois ou quatre et même plus, si l'on est difficile à évacuer, le soir en se couchant, le lendemain matin on fait une couple de selles qui dégagent convenablement les intestins et qui ouvrent l'appétit. Enfin, les *propriétés;* en ce qu'ils poussent à la peau et aux urines, fonctions qui sont presque toujours supprimées, ainsi que l'ont remarqué tous les médecins qui ont été témoins de cette terrible maladie.

FIN.

www.ingramcontent.com/pod-product-compliance
Ingram Content Group UK Ltd.
Pitfield, Milton Keynes, MK11 3LW, UK
UKHW021526090726
13657UKWH00001B/428